肾脏内科轮转

知识手册

主编　金泓宇　尹清华　阮　毅　温　月

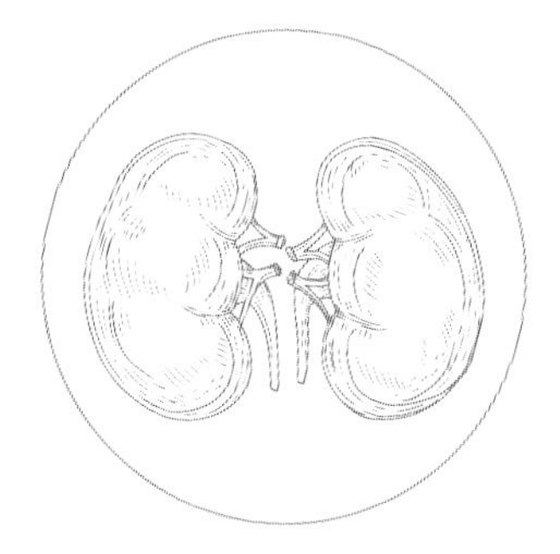

SHENZANG NEIKE LUNZHUAN
ZHISHI SHOUCE

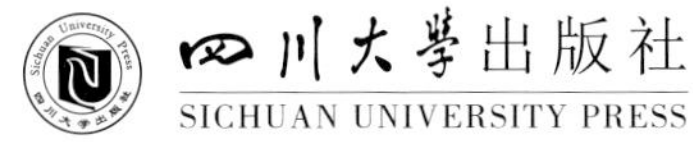

项目策划：周　艳
责任编辑：周　艳
责任校对：张　澄
封面设计：墨创文化
责任印制：王　炜

图书在版编目（CIP）数据

肾脏内科轮转知识手册 / 金泓宇等主编. — 成都 : 四川大学出版社, 2021.8
ISBN 978-7-5690-4969-5

Ⅰ. ①肾… Ⅱ. ①金… Ⅲ. ①肾疾病－诊疗－手册 Ⅳ. ①R692-62

中国版本图书馆CIP数据核字（2021）第176839号

书名　肾脏内科轮转知识手册

主　　编	金泓宇　尹清华　阮　毅　温　月
出　　版	四川大学出版社
地　　址	成都市一环路南一段24号（610065）
发　　行	四川大学出版社
书　　号	ISBN 978-7-5690-4969-5
印前制作	四川胜翔数码印务设计有限公司
印　　刷	郫县犀浦印刷厂
成品尺寸	185mm×260mm
插　　页	1
印　　张	8.5
字　　数	213千字
版　　次	2021年9月第1版
印　　次	2021年9月第1次印刷
定　　价	45.00元

◆ 读者邮购本书，请与本社发行科联系。
电话：(028)85408408/(028)85401670/
(028)86408023　邮政编码：610065
◆ 本社图书如有印装质量问题，请寄回出版社调换。
◆ 网址：http://press.scu.edu.cn

四川大学出版社
微信公众号

《肾脏内科轮转知识手册》编委会

主　编： 金泓宇　尹清华　阮　毅　温　月

副主编： 张　蔓　凌文武　周　萍　周姣姣

编　委： 金泓宇　尹清华　阮　毅　温　月　张　蔓　凌文武
周　萍　杨裕佳　王　红　周　辉　刘　凯　吕晓君
周姣姣　石　梅　柳　飞　林天海　白云金　冯德超
金　坤　陈　璇　冯旭萍　高嘉艺　王梓霖　奇　鑫
丁星文　李　卉　田亚丽　郑智尧　杨　轶　赵浩辰
包婉莹　任如钰　张云帆　李朋禺　江可欣　方艺桥
徐振圆　李云环　李　韫　张　澍　张梦婷　王丁丁
郭　慧　王　洋　袁茂林　李函聪　陈惠铃　鲜　燕
周凌云　吴雯青　张历涵　周志耀　华　亮

秘　书： 江可欣　任如钰

前　言

四川大学华西医院科室轮转手册系列丛书的读者包括广大本科生、研究生、规培生与进修生。编者通过深入调研及研究，以科室轮转中遇到的常见临床问题为导向、各科室基础疾病与常见疾病为框架、“生理表现—病理生理发生过程—病理表现—临床表现”为主链编排内容，为读者在医院科室轮转过程中进一步学习提供便利，并帮助读者在实际工作中培养搜索、获取知识与提出、分析、解决问题的核心能力与素养，增强读者自主学习、主动学习与创新学习的综合能力。

本书作为系列丛书中的肾脏内科分册，以肾脏内科基础疾病与常见疾病为主要内容，详略得当，重点突出，力求为读者提供准确、便捷、易查的临床诊疗信息与护理要点。肾脏内科是极为重要的内科临床科室，其疾病分类众多，鉴别诊断庞杂且容易混淆，不同疾病治疗方案与预后情况差别较大。此外，与其他内科、外科科室相比，肾脏内科疾病诊断对辅助检查依赖较大，因此临床诊疗有赖于牢固的基础医学，尤其是组织学、解剖学、生理学、病理学等基础学科知识。近年来众多新技术在肾脏内科的应用也给轮转医师提出了更高的要求与挑战。

我们在工作中留意到，不少轮转于肾脏内科的实习医师、规培医师及进修医师已经部分遗忘了肾脏内科的基础医学知识，这使得他们难以从机制与病理生理等方面彻底掌握肾脏内科疾病的临床诊疗知识。鉴于此，我们组织编写了本书，希望能够帮助肾脏内科轮转医师理解肾脏内科疾病的本质，进而有效参与肾脏内科的临床诊疗，这是本书编写的初衷与根本目的。

本书简洁明了，图文并茂，条理清晰，将学习跨度超过五年的基础医学与临床医学知识通过“生理表现—病理生理发生过程—病理表现—临床表现”链条进行有机耦联，力求让读者对肾脏内科基础疾病与常见疾病的临床诊疗有清晰深刻的认识。本书借鉴系统整合的教学思路，在编写内容上强调“授之以渔”，而非机械罗列相关知识，突出读者职业素养与临床能力的双向整合与交互提升，切实落实临床轮转与实习管理与规范化培养要求，这是本书的一大特色。

该系列丛书由四川大学目前活跃在临床与教学一线、对科室轮转中的常见问题与医师核心诉求有着深切体会、具有丰富科研及写作经验的教师、博士生执笔，得到了四川大学华西医院等有关方面的大力支持。但由于编者水平有限及时间紧迫等因素，一些不足和遗漏在所难免，恳请广大读者提出宝贵意见及建议，以便在今后再版时改进和修正。

2021 年 8 月

目　录

第一章　总论

一、肾脏的结构和功能特点

（一）基本结构

肾脏（kidney）是一对实质性的器官，左右各一个，形似蚕豆，颜色呈红褐色，表面光滑。肾脏外侧稍有隆起；内侧中部凹陷，是肾动脉、肾静脉、肾盂、神经以及淋巴管出入的部位，称为肾门。结缔组织将出入肾门的结构包裹起来，称为肾蒂。肾门向肾实质内凹陷形成的腔隙称为肾窦，其内有肾动脉、肾静脉、肾大盏、肾小盏、神经、淋巴管和脂肪组织等。

左右两肾分别位于腹膜后脊柱两旁第 12 胸椎至第 3 腰椎处。右肾约比左肾低半个至一个锥体。肾门在腰背部的体表投影点为竖脊肌外侧缘和第 12 肋的夹角，称为肾区。当肾脏出现病变时，叩击肾区可引起疼痛。中国成年人的肾脏，一般长 10.5～11.5cm、宽 5.0～7.2cm、厚 2～3cm。男性肾脏重 100～140g，女性略轻于男性。

1. 肾的被膜

肾的被膜包括三层，由内向外依次为纤维囊、脂肪囊和肾筋膜。

（1）纤维囊（fibrous capsule）：紧附于肾实质表面，主要由坚韧的结缔组织和少量弹性纤维构成。正常情况下，纤维囊与内部肾实质连接疏松，易于剥离；病理状态下，其与内部肾实质常粘连，剥离困难。在肾门处，纤维囊分成两层，一层紧贴于肌织膜表面，另一层则包裹于肾窦的表面，并移行为肾血管鞘，进入肾实质。

（2）脂肪囊（fatty capsule）：又称肾床，是位于纤维囊外的囊状脂肪层，包裹肾脏和肾上腺，起支持和保护肾脏的作用。临床上做肾囊封闭，即将药物经肾区穿过腰部注入脂肪囊内。该层主要由脂肪组织组成且较厚，易透过 X 射线，对肾病的诊断有帮助。

（3）肾筋膜（renal fascia）：是肾脏最外层的膜性结构，分为前后两层，于肾上腺上方和肾脏外侧缘处相互粘连，在肾脏内侧和下方形成开放的间隙，其中有输尿管通过。肾脏积脓或肾脏周围出现炎症时，脓液可通过间隙向下蔓延到髂窝或大腿根部。

正常情况下，肾脏的位置靠被膜、肾血管、腹压、毗邻器官和腹膜等维持。当上述因素出现异常时，可出现肾下垂或游走肾。

2. 肾单位（nephron）

肾单位由肾小体和肾小管构成，是尿生成的主要结构和功能单位（图 1－1）。

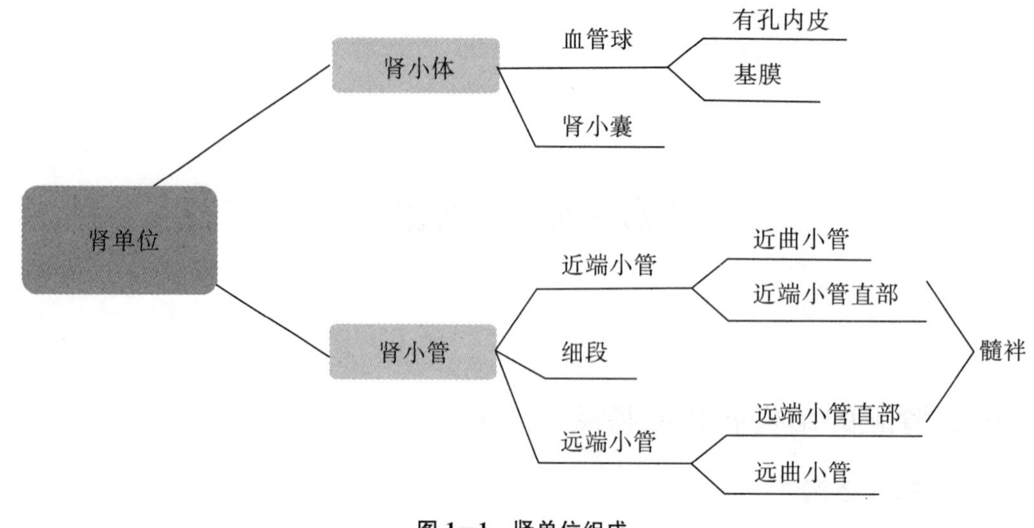

图 1-1　肾单位组成

（1）肾小体（renal corpuscle）：又称肾小球，位于肾皮质内，由肾小囊和血管球组成。

血管球是肾小囊内盘曲的毛细血管网，两端分别与入球小动脉和出球小动脉相连，入球小动脉较出球小动脉粗，因此血管球内血压较高。

肾小囊是包绕在血管球外层的双层囊，由肾小管盲端内陷而形成。外层为单层扁平上皮细胞，内层为足细胞，两层间形成狭窄的肾小囊腔。原尿通过滤过屏障进行过滤，滤过屏障由有孔内皮、基膜和足细胞构成。当滤过屏障受损时，血浆中的蛋白质及血细胞等可漏出，形成蛋白尿、血尿。

（2）肾小管（renal tubule）：是由单层上皮细胞形成的小管，有重吸收、排泄等作用，包括近端小管（直部和曲部）、细段和远端小管（直部和曲部）。由近端小管直部、细段和远端小管直部构成的“U”形袢称为髓袢。

1）近端小管（proximal tubule）：肾小管中最长最粗的一段，管壁厚，腔面有大量微绒毛密集排列而成的刷状缘。近端小管是重吸收的重要场所，原尿中几乎全部葡萄糖、氨基酸、蛋白质，大部分水、离子及尿素等均在近端小管进行重吸收。同时，近端小管还可以分泌氢离子、肌酐等。

2）细段：位于肾锥体内，管壁薄、管腔细小，有利于水和离子通过。

3）远端小管（distal tubule）：管壁较薄、管腔较大、无刷状缘，是离子交换的主要场所，可进行水、钠离子（Na^{+}）的吸收和钾离子（K^{+}）的排出。

3. 集合小管

集合小管（collecting tubule）起始端与远曲小管相连，经皮质到达髓质，至肾乳头称作乳头管，开口于肾小盏。集合小管主要起重吸收原尿中的水和进行离子交换的作用。

4. 球旁复合体

球旁复合体（juxtaglomerular complex）由球旁细胞和致密斑等构成（图 1-2）。

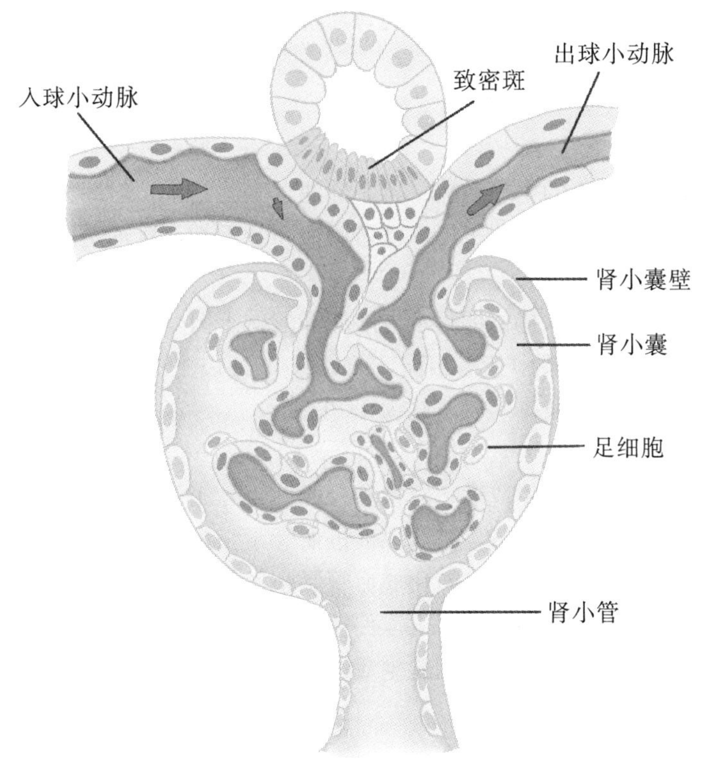

图 1－2　肾小体和球旁复合体示意图

（1）球旁细胞：是近肾小体血管极处的入球小动脉管壁平滑肌细胞转化而成的上皮样细胞。球旁细胞可以分泌肾素，促进血管收缩，升高血压；还可以刺激肾上腺皮质分泌醛固酮，促进远端小管和集合小管对于水、钠离子的重吸收。

（2）致密斑（macula densa）：由肾小体血管极处的远端小管上皮细胞增高、变窄，紧密排列而形成的椭圆形斑块。致密斑可以感受远曲小管滤液中钠离子浓度的变化，当钠离子浓度降低时，其可以促进球旁细胞分泌肾素，起到保钠排钾的作用。

（3）肾小管－肾小球反馈：是致密斑通过感受流经肾小管的钠离子浓度的变化来调节球旁细胞释放肾素，最终调节入球小动脉血管张力及肾小球滤过率（glomerular filtration rate，GFR）的过程，简称管－球反馈。

5. 肾脏的血管和淋巴管

（1）肾脏的血管。

1）肾动脉：肾动脉起于腹主动脉的左右两侧，最终进入肾门。左侧肾动脉短于右侧肾动脉，左、右侧肾动脉在肾门处分为前支和后支，前支较粗，供血范围较大，后支较细，供血范围较小。

2）肾静脉：肾脏静脉与动脉相伴而行。皮质中肾小管附近的毛细血管网最终汇入小叶间静脉注入弓状静脉，最终注入下腔静脉。

（2）肾脏的淋巴管。

肾脏的淋巴管与动脉、静脉相伴而行。肾脏的淋巴循环分为肾内和肾周两组，二者有广泛的吻合支，一般情况下，肾内淋巴管与肾周淋巴管在肾门处汇合。

（二）生理功能

1. 滤过功能

滤过功能是肾脏最重要的生理功能。肾小球滤过率是指单位时间内两肾生成超滤液的量，主要与肾小球血流量、有效滤过压、滤过膜面积和毛细血管通透性等因素有关。

2. 重吸收和排泄功能

肾脏可调节体液总量、保持机体的水电解质和酸碱平衡。肾小球每天滤过的原尿约有180L，尿液中的电解质与血浆中基本相同，而原尿99%以上的水及葡萄糖等物质均被肾小管重吸收，正常人每天一般排出尿量约为1.5L。

3. 内分泌功能

肾脏还可以产生促红细胞生成素、肾素和羟胆钙化醇1等。具体来说，肾素多由球旁细胞产生，主要受压力感受器调节，其可以促进血管紧张素原转化为血管紧张素Ⅰ，后者在血管紧张素转换酶的作用下进一步转化成血管紧张素Ⅱ，同时肾素可以将缓激肽降解为无活性的缓激肽片段；促红细胞生成素可以促使骨髓红细胞转化成成熟红细胞。最终，这些活性物质共同起到调节血压、促红细胞生成和骨骼生长的作用。

二、肾脏疾病的诊断

（一）常见疾病的临床表现

肾脏疾病的临床表现包括肾脏疾病本身的临床症状和肾功能受损引起的其他系统症状，包括水肿、乏力、排尿异常等。继发性肾脏疾病还可以有原发病及其他系统受损的表现，如皮疹、口腔溃疡、脱发等。

1. 血尿

血尿大多由泌尿系统疾病引起，也可以因全身性疾病或邻近泌尿系统器官病变而导致。血液病（如白血病、血友病、弥散性血管内凝血）、感染性疾病（如流行性出血热）、结缔组织病（如系统性红斑狼疮）、心血管疾病（如充血性心力衰竭）等全身性疾病均可以引起血尿。同时药物（如磺胺、抗凝药）导致的肾脏疾病也能导致血尿发生。急性阑尾炎、输卵管炎、盆腔炎、结肠炎、直肠癌、结肠癌及其他疾病刺激尿路时，也可以产生血尿。大多数情况下，患者出现的血尿是肾脏本身疾病所导致的，如肾炎、肾盂肾炎、多囊肾、肾下垂、肾结核、肾肿瘤等均可以导致血尿。

血尿包括肉眼血尿和镜下血尿，肉眼可见尿液颜色呈洗肉水色或鲜血颜色称为肉眼血尿；经肉眼观察颜色正常，显微镜下，离心沉淀后可见每高倍视野有三个及以上红细胞的尿液称为镜下血尿。正常人尿常规检查沉渣中不含红细胞或仅有少量红细胞。

2. 白细胞尿

白细胞尿是指尿液中含有较多白细胞或脓细胞。当10mL中段尿以1500r/min离心5min，尿沉渣镜检发现每高倍视野白细胞多于5个，即可确诊白细胞尿。

白细胞尿多由肾脏感染引起，肾脏的非感染性疾病及邻近器官或组织的感染性疾病也可以导致白细胞尿。

3. 蛋白尿

正常尿蛋白主要来源于血浆蛋白，如白蛋白、球蛋白及多肽类激素等；或者来源于肾脏和尿路的蛋白，如分泌型IgA、尿激酶等。正常情况下，成人尿液中每天蛋白质的排泄量在100mg以下，若高于150mg，则称为蛋白尿。蛋白尿一般是慢性肾脏病的重要临床表现之一，该指标不仅可以反映肾损伤的严重程度，还可以反映疾病的预后情况。

4. 水肿

水肿常发生于肾脏疾病，其基本病理生理改变为水钠潴留，多出现在组织疏松部位，如眼睑；身体下垂部位，如脚踝、胫前等。当患者长期卧床时，水肿最常出现在骶尾部。鉴别肾性水肿时，应当先鉴别是全身性水肿还是局限性水肿，全身性水肿一般可由心源性疾病、肾源性疾病、肝源性疾病、营养不良、结缔组织疾病、内分泌系统疾病等导致；局限性水肿多由局部炎症、淋巴回流受阻、局部血栓形成、血栓性静脉炎、下肢静脉曲张等导致。确诊为肾性水肿后，需进一步区分是肾病性水肿还是肾炎性水肿。一般情况下，肾病性水肿的组织液蛋白含量小于1g/L，水肿多先出现在下肢部位；而肾炎性水肿，组织液蛋白含量可达到10g/L，水肿多先出现在眼睑和颜面部。

5. 高血压

高血压是肾脏疾病的常见临床表现之一，并且持续的高血压也会加速肾功能恶化。当患者已经诊断为肾性高血压时，应当进一步区分是肾实质性高血压还是肾血管性高血压。肾实质性高血压常见病因为肾小球肾炎、慢性肾盂肾炎、多囊肾等；肾血管性高血压常见病因为大动脉炎（年轻女性）、纤维肌发育不良、动脉粥样硬化（老年人）等。

6. 尿量异常

在正常情况下，成人一天的尿量为1000～2000mL，夜间尿量少于白天尿量。尿量的增多或减少及夜间尿量大于白天尿量均属于尿量异常，常分为多尿、少尿、无尿及夜尿增多。多尿是指成人一天尿量大于2500mL，少尿是指成人一天尿量小于400mL，无尿是指成人一天尿量小于100mL，夜尿增多是指夜间尿量超过全天总尿量的1/2。少尿与无尿的常见病因为急性血容量丧失、有效循环血量不足、尿路梗阻、急性肾小球肾炎、急性间质性肾炎等，多尿的常见病因为内分泌－代谢功能障碍、肾小管功能障碍、精神性多饮等，夜尿增多多见于慢性肾小管间质性疾病、高血压肾损害、慢性肾衰竭等。

7. 肾绞痛与腰痛

肾绞痛是指一种剧烈的肾区痛，常表现为突然发生的间歇性或持续性的疼痛，多伴有呕吐、大汗淋漓甚至血压下降。常见病因为结石、梗阻、肾下垂或游走肾等。腰痛常见于肾肿胀、肾周围炎等，同时肾外疾病也可以导致腰痛，如脊椎疾病、胰腺炎等。

8. 肾脏大小异常

一般情况下，肾脏大小有个体差异，左肾略大于右肾。肾脏大小异常包括体积缩小及增大。肾脏体积缩小多见于慢性肾衰竭、肾结核、肾动脉狭窄、慢性肾盂肾炎等。同时，肾脏先天发育不良也可以导致肾脏体积缩小，多数情况下仅发生于一侧肾脏。肾脏体积增大常见于多囊肾、肾肿瘤、肾积液、急性肾衰竭等。

9. 尿色异常

在正常情况下，尿液颜色为淡黄色。能引起尿液颜色改变的物质有血红蛋白、肌红蛋白及乳糜、药物、食物等。

（二）检查

肾脏疾病的检查主要包括尿液检查、肾功能检查、影像学检查和病理学检查。

1. 尿液检查

(1) 收集尿标本：一般情况下，以清晨第一次中段尿作为标本送检最为理想。进行尿液检查时，女性应避开月经期；男性包茎者应翻开包皮清洁后进行尿液的收集。

(2) 尿常规检查：包含尿液外观检查、理化检查、生化检查、沉渣检查。

1) 外观检查：正常尿液呈淡黄色。颜色主要受尿液的浓缩程度、尿液的 pH 值、药物及食物的影响。

2) 理化检查：包括比重及渗透压、酸碱度、气味等检查。当患者无水代谢异常时，尿比重主要取决于肾脏的浓缩功能。当患者肾脏浓缩功能出现失常时，可表现为尿比重的异常。尿液渗透压能够反映单位容积尿液中溶质分子和离子的颗粒数，不受溶质分子量的影响，更能较为精确地反映肾脏的浓缩与稀释功能。正常情况下，尿液呈弱酸性，当出现发热、缺钾、饮食异常等情况时，可出现酸性尿和碱性尿。尿液具有氨味，是细菌将尿素分解产生氨而散发的气味。大肠埃希菌感染时尿液具有腐败气味，酮尿具有水果芳香味。

3) 生化检查：主要检测尿液中的微量白蛋白、β_2-微球蛋白、N－乙酰氨基葡萄糖酶。出现异常提示肾脏可能出现病变，需进一步检查。

4) 沉渣检查：主要是将离心后尿液的沉渣（红细胞、白细胞、脓细胞）进行显微镜下检查。

2. 肾功能检查

肾功能检查包含血清肌酐（serum creatinine，SCr）浓度、内生肌酐清除率（endogenous creatinine clearance rate）、菊粉清除率和放射性核素测定。

(1) 血清肌酐浓度：血清肌酐浓度检测是临床评估肾小球滤过功能的常用方法，检测快速方便，但是敏感度较低，难以反映早期肾损害程度，常在肾小球滤过功能损害 50% 时浓度才开始升高。除此之外，血清肌酐浓度还受年龄、性别、肌肉量、药物等的影响。

(2) 内生肌酐清除率：能够较早地反映肾小球功能的损害程度。正常情况下，内生肌酐清除率一般高于肾小球滤过率。当患者接受肾脏替代治疗时，残余肾功能仍然需要通过测定内生肌酐清除率来反映。

(3) 菊粉清除率和放射性核素：菊粉清除率的测定结果准确性高，但由于测定操作复杂等因素，无法进行常规的临床应用，目前主要用于实验室研究。目前临床上可以使用放射性核素方法测定肾小球滤过率，其结果接近菊粉清除率。

以上指标按照精确程度由高到低依次为菊粉清除率、放射性核素、内生肌酐清除率、血清肌酐浓度。

3. 影像学检查

影像学检查包括CT、MRI、超声、肾血管造影、静脉尿路造影、放射性核素检查等。

4. 病理学检查

肾脏疾病相关的病理学检查标本多经活检获得。活检包括开放肾活检、经皮肾穿刺活检、经静脉活检。经皮肾穿刺活检最常使用，是有创检查，但较其他穿刺术损伤小、操作简单、患者易于接受，对于多种肾脏疾病的诊断、病情评估、预后判断和治疗指导具有重要价值。经皮肾穿刺活检组织的病理学检查通常包括光学显微镜、免疫荧光、电子显微镜3项检查，特殊检查需要特殊染色后进行。经肾活检后，患者可能出现血尿、肾周血肿、感染、动静脉瘘等并发症，其中血尿及肾周血肿较常见，动静脉瘘发生率次于血尿及肾周血肿，感染发生率极低。

当患者有明显的出血性疾病且不能纠正时不能进行活检，同时有精神异常、心力衰竭、妊娠晚期、重度肥胖、严重水肿、肾血管瘤、严重高血压、活动性肾感染等情况时，一般也不能进行活检。

（三）诊断原则

对肾脏疾病应当尽可能做出病因诊断、病理诊断、功能诊断和并发症诊断，从而较为准确地反映相关疾病的性质与程度，为后续治疗及预后判断提供可靠依据。

1. 病因诊断

首先是区别原发性肾脏疾病及继发性肾脏疾病。原发性肾脏疾病包括感染、肾脏血管疾病、肾肿瘤及免疫反应介导的肾炎等，继发性肾脏疾病一般与肿瘤、代谢性疾病有关，也可能由药物、毒物等造成。

2. 病理诊断

对于肾炎、肾病综合征、急性肾病及原因不明的蛋白尿、血尿等情况，必要时可以通过肾穿刺活检明确病理类型、探究发病机制及病因。

3. 功能诊断

在临床上，针对急性肾损伤及慢性肾脏疾病，还需要进行肾功能的分期诊断。

4. 并发症诊断

肾脏疾病，尤其是急性、慢性肾衰竭可以引起全身各个系统的并发症，包括中枢神经系统、循环系统、呼吸系统等，诊断时应当关注其他各系统的症状。

（四）常见综合征

一般情况下，肾脏疾病多以某种临床综合征的形式出现，相互之间可以重叠。一种临床综合征可以表现出不同病理类型的肾脏疾病，同时一种病理类型的肾脏疾病也可以表现成不同的临床综合征。

1. 肾病综合征

肾病综合征（nephrotic syndrome）是由多种病因引起、以肾小球基膜通透性增加伴肾小球滤过率降低等病变为主的一类综合征，表现为尿蛋白超过3.5g/d，血浆白蛋白低于30g/L，水肿，血脂升高。其中尿蛋白超标与血浆白蛋白降低是诊断所必需的条件。肾病综合征可以由原发性肾小球疾病（如微小病变性肾小球病、膜性肾病等）导致，也可以由继发性肾小球疾病（如糖尿病肾病、狼疮肾炎等）导致。

2. 肾炎综合征

肾炎综合征（nephritic syndrome）是指以血尿、蛋白尿、高血压、水肿为主要表现的一类综合征，常以肾小球源性血尿为主要特征，有时也可以出现肌酐升高、少尿的症状。常由急性肾小球肾炎、急进性肾小球肾炎等疾病引起。按照起病的缓急和转归，肾炎综合征可以分为如下三类。

（1）急性肾炎综合征：起病急，常见于儿童，一般有前驱感染，如皮肤感染、猩红热等一系列细菌、病毒、寄生虫所引起的感染，可并发急性充血性心力衰竭、高血压脑病、急性肾衰竭等，造成严重后果。

（2）急进性肾炎综合征：主要特征是数周至数个月内出现进行性加重的肾损害，病理改变特征为肾小球内出现新月体。急进性肾炎综合征可以是原发性的，也可以继发于 IgA 肾病、系统性红斑狼疮、过敏性紫癜等。

（3）慢性肾炎综合征：起病较缓慢，早期无明显症状，可出现水肿、乏力、蛋白尿和血尿，肾功能正常，随着病情发展可出现高血压或肾损害，一般通过肾活检鉴别。

3. 无症状性血尿和（或）蛋白尿

无症状性血尿和（或）蛋白尿是指无水肿、高血压及肾损害等表现，仅表现为肾小球源性无症状血尿和（或）蛋白尿。一般情况下，病理改变多较轻，可见于微小病变性肾小球病、IgA 肾病等。

4. 急性肾损伤

急性肾损伤（acute kidney injury，AKI）为各种原因引起的 48 小时内血清肌酐绝对值升高≥26.5μmol/L，或已知/推测 7 天内较基础值升高≥50%，或每小时尿量<0.5mL/kg，持续超过 6 小时。根据病变部位和病因的不同，致病因素可以分为肾前性、肾性、肾后性。肾前性因素导致的急性肾损伤可以由心功能不全、外周血管扩张、肾血管严重收缩等造成；肾性因素导致的急性肾损伤可以由肾血管炎、肾小球肾炎、肾间质性肾炎等造成；肾后性因素导致的急性肾损伤可以由尿路梗阻造成。

5. 慢性肾脏病

慢性肾脏病（chronic kidney disease，CKD）是指肾损伤或肾小球滤过率<60mL/(min·1.73m^2）并持续 3 个月及以上。慢性肾脏病晚期多出现肾衰竭，主要表现为消化系统症状，可并发心血管系统症状、贫血等。

三、肾脏疾病的防治原则

肾脏疾病的防治原则主要包括对因治疗和延缓疾病发展。根据治疗原理的不同，治疗方式主要包括一般治疗和针对病因和发病机制的治疗。

（一）一般治疗

避免过度疲劳，去除感染等相关诱因，不接触具有肾毒性的药物、毒物，限制饮酒，适当锻炼，控制情绪，合理饮食等。

（二）针对病因和发病机制的治疗

其主要包括免疫抑制治疗、针对非免疫发病机制的治疗、防治并发症、肾脏替代治疗等。针对免疫反应异常导致的肾脏疾病，可使用糖皮质激素联合免疫抑制剂进行治疗，某些血液净化治疗（如免疫吸附、血浆置换等）可以用于危重的免疫相关性肾病。针对高血压、高血脂、高血糖、高尿酸血症等非免疫相关因素导致的肾脏疾病，主要通过干预这些相关因素来保护肾脏，其中血管紧张素转换酶抑制剂（angiotensin converting enzyme inhibitor，ACEI）或血管紧张素Ⅱ受体阻滞剂（angiotensin Ⅱ receptor blocker，ARB）可以抑制肾素一血管紧张素系统的过度激活，降低肾小球内压力，从而降低系统血压，减少尿液中的蛋白含量，有效保护肾脏。除此之外，相关并发症（高血压、心脑血管疾病等）的防治必须尽早进行，防止并发症与肾脏疾病相互影响而加重，形成恶性循环，加重病情。当患者肾脏疾病最终发展至终末期时，则必须通过肾脏替代治疗来稳定机体各项功能的运行，主要包括血管通路的建立、血液透析、血浆置换、腹膜透析、肾移植等，其中，肾移植是肾脏替代治疗的首选，具有恢复肾脏排泄功能和内分泌功能的作用，弊端是患者需要长期用药（如糖皮质激素、免疫抑制剂等）来避免和减轻免疫排斥反应。

四、护理

（一）泌尿系统常见诊疗技术的护理

1. 导尿术后的护理

（1）积极防治感染：如无禁忌，鼓励患者多饮水，保持每天尿量在2000mL以上，以达到冲洗尿路的目的。对留置导尿管者，定期更换引流尿袋及导尿管，会阴部每天予常规护理2次，以防逆行感染。定期检查尿常规，如出现尿路感染则遵医嘱给予抗生素治疗。

（2）保持导尿管引流通畅：如需长期留置导尿管的患者，应夹闭导尿管，每3～4小时放尿1次，以训练患者的膀胱功能，防止形成挛缩膀胱。

（3）长期留置导尿管者，注意观察尿液是否出现混浊或混有血块，必要时遵医嘱行膀胱冲洗。

（4）征求医生意见，视患者情况尽早拔除导尿管。

2. 尿道扩张术后的护理

（1）术后遵医嘱应用抗生素预防医源性感染。

（2）术后指导患者多饮水，保证每天尿量在2000mL以上。

（3）若患者出现尿道热，应采取降温措施，同时遵医嘱应用抗生素治疗。

3. 肾活检的护理

（1）检查前的护理。

1）做好术前健康指导，告知患者穿刺的目的与意义，使患者了解操作方法与操作安全性，消除患者的恐惧心理，以便配合操作。

2）训练憋气和床上排尿。

3）遵医嘱完成操作前各项常规检查，确保患者的身体状况能够适应手术。

（2）检查后的护理。

1）腹带包扎，沙袋压迫穿刺点 24 小时。

2）卧床休息 24 小时，术后应先于硬板床上仰卧 6 小时，不可翻身活动。

3）监测生命体征，观察尿液颜色，注意患者主诉，有无腹痛、腰痛等症状。

4）嘱患者多饮水、勤排尿，以防术后穿刺点出血形成血块堵塞尿路。术后 24 小时内患者应在床上排尿，不可离床活动。

5）遵医嘱应用抗生素预防感染，出血较多时及时应用止血剂以减少出血，必要时用 5％碳酸氢钠溶液碱化尿液。

4. 膀胱尿道镜检查的护理

（1）检查前的护理。

1）做好术前健康指导，告知患者操作的目的与必要性，使患者了解操作方法，消除患者的恐惧心理，以便配合操作。

2）根据检查目的准备不同类型的内镜及附件。器械使用前进行消毒，滑润剂选用甘油或甘油制剂，不能用液体石蜡，以避免油珠进入膀胱后被误认为病变或遮盖病变部位。

3）患者取仰卧位，托起双腿，高度适宜，以使会阴部放松。覆盖消毒单并露出外生殖器。

4）行单纯膀胱尿道镜检查时，女性患者可不麻醉，男性患者向尿道注入专用于尿道表面麻醉的制剂，5～10 分钟后再检查。如需检查加活检、电灼及碎石等治疗时，宜用硬膜外麻醉。

（2）检查后的护理。

1）指导患者多饮水、勤排尿，保证每天尿量在 2000mL 以上。

2）遵医嘱应用抗生素预防医源性感染。

3）膀胱尿道镜检查后常见的并发症包括发热、腰痛、血尿、尿道损伤、膀胱损伤等（表 1－1）。

表 1－1　膀胱尿道镜检查后常见的并发症与其护理

并发症	护理
发热	多见于检查前已有泌尿系统感染的患者，此外器械消毒不彻底、尿道插入困难、造影剂注入过多或原有肾积液患者在行逆行造影时也可能引发急性感染，导致发热。术前严格消毒检查器械，检查后遵医嘱应用抗生素治疗并对症治疗，一般均可控制
腰痛	常发生于行逆行造影的患者。应用无机碘造影剂且注入量较多时常发生剧烈腰痛。可遵医嘱予对症镇痛治疗
血尿	一般较轻，多饮水后即可自愈，发生血尿时嘱患者卧床休息，不必紧张
尿道损伤	多见于尿道有梗阻性病变的患者，在插镜过程中遇到阻力时若强力通过，可能会穿破尿道进入直肠，应引起高度重视。检查前应详细了解病情，明确检查目的，遇阻力时不能盲目使用暴力插入，医生可先行尿道扩张或在直视下插管，保证镜体在管腔内前进。一旦发生尿道损伤需及时留置导尿管，若留置导尿管有困难则可经耻骨上方穿刺插管，一般 10 天左右可自愈，不需手术修补

续表

并发症	护理
膀胱损伤	多发生于膀胱容量明显缩小而检查前又未考虑到的情况下。如患者为挛缩膀胱，按常规插入膀胱时可造成穿孔，甚至穿至腹膜外或腹腔内。穿孔如发现及时，由尿道置管引流尿液即可恢复；如发现不及时而出现严重尿外渗，需手术引流，同时行膀胱修补、造口及伤口引流

5. 输尿管镜检查后的护理

（1）饮食：术后 4～6 小时若患者无不适即可指导患者进水。

（2）留置管道的护理：留置导尿管的目的是防止膀胱压力增加而导致尿液通过双 J 管逆流引起感染。患者术后留置导尿管和双 J 管，前者术后 1～2 天即可拔除，后者术后 2～4 周需在膀胱镜下拔除。

1）密切观察：在保持引流通畅的同时注意观察尿液的颜色、性状与量。一般术后 3 天血尿程度应逐渐减轻，活动后会稍加重，不需做特殊处理。指导患者多饮水，保证每天尿量在 1500mL 以上，在改善血尿症状的同时还可防止尿路结石的形成。出血严重者可遵医嘱应用止血药。出院前拔除导尿管。

2）疼痛：双 J 管刺激可引起输尿管平滑肌痉挛而出现肾绞痛，应告知患者注意休息，教会患者运用放松技巧以分散注意力，必要时应用解痉镇痛药物治疗。

3）尿路刺激症状：该症状主要因双 J 管放置位置不当或双 J 管移动致使膀胱内导管过长刺激膀胱三角区或后尿道引起，如症状明显，应遵医嘱给予解痉治疗，严重者需通过膀胱镜调整双 J 管的位置。

4）防止尿液反流：放置双 J 管后，肾盂输尿管圆锥失去充盈刺激，会使输尿管蠕动明显减弱或消失，输尿管膀胱开口的抗反流机制消失。在排尿状态下，膀胱压力增高，致使少量尿液会通过双 J 管腔反流至肾盂，引起逆行感染。因此术后要避免或减少任何引起腹压增高的因素，例如指导患者不要憋尿，要定时排空膀胱，采取站立姿势排尿，避免尿液反流，预防大便干燥等。排尿后出现腰痛不能缓解时，应及时通知医生，检查疼痛是否是由于双 J 管引流不畅所致。

（3）指导患者遵医嘱常规口服抗生素以预防感染。

（4）注意观察有无输尿管穿孔、尿液外渗等情况，密切观察有无感染发生、是否有体温升高，关注患者主诉以及时发现是否有腰部不适或疼痛等。若有异常，应及时予以对症处理。

（5）留置双 J 管患者的健康指导：告知患者出院后不宜做四肢及腰部同时伸展的动作，避免突然下蹲与重体力劳动，防止双 J 管滑脱或上下移动，避免或减少任何引起腹压增高的因素，以防尿液反流。指导患者正确观察尿液颜色及量的变化，发现异常应及时就诊。双 J 管留置时间过长会因结石附着而造成拔管困难，应提醒患者遵医嘱按规定的时间及时拔管。

6. 尿动力学检查的护理

（1）检查前的护理。

1）做好术前健康指导，为患者讲解该操作的目的与意义，告知患者尿动力学检查需较长时间，患者应做好心理准备，以便配合操作。

2）充分彻底消毒器械，严格执行无菌操作。

3）检查一般取平卧位，若患者有尿失禁，可选用立位或坐位。

4）检查方法：经尿道插入膀胱测压管，与导尿方法相同，使用单腔测压管应在体外标记零点。将腹压测压管插入直肠，对不能经直肠测压的女性患者可经阴道测压。

（2）检查后的护理。

1）同导尿术后护理。

2）遵医嘱口服抗生素以预防感染。若患者在操作后出现感染征象，应用敏感抗生素治疗，及时控制感染。

（二）泌尿系统疾病患者常见症状体征的护理

1. 肾性水肿

（1）常见护理诊断/问题。

1）体液过多：与肾小球滤过减少导致水钠潴留或血浆胶体渗透压下降使组织液生成过多有关。

2）有皮肤完整性受损的危险：与水肿、营养不良等因素有关。

（2）护理措施。

1）病情观察：密切监测患者生命体征，尤其是血压；准确记录24小时出入液量，注意观察尿量及尿液性状变化；定期测量患者体重与腹围；观察患者水肿的部位、程度与性质；观察有无心包积液、胸腔积液或腹腔积液；观察有无高血压脑病和急性左心衰竭的临床表现；定期监测实验室检查结果，包括尿常规、肾小球滤过率、血清肌酐、血浆蛋白、血尿素氮、血清电解质等。

2）活动与休息：水肿严重者应卧床休息，以增加肾脏血流量，促进液体排出，缓解水肿。下肢水肿明显者，卧床休息时可抬高下肢，以促进静脉回流，减轻水肿。患者可在水肿减轻后起床活动，但应注意劳逸结合，避免疲劳。

3）饮食护理。

①钠盐：急性期为减轻水肿与心脏负担应严格限制钠的摄入，予低盐饮食（<3g/d），避免进食含钠丰富的食物。待水肿消退、血压下降，可逐渐转为正常饮食。

②钾盐：当患者血钾升高或尿量减少时，应限制钾的摄入。

③液体：根据每天尿量及水肿程度计算液体摄入量。尿量大于1000mL/d者，一般不需严格限水。尿量小于500mL/d或出现严重水肿者需限制水的摄入，重者应遵循“量出为入”的补液原则，即每天液体入量不超过前一天24小时尿量加非显性失水量（约500mL/d）。液体入量包括经饮水、输液、食物、服药等各种形式或途径进入体内的水分的量。

④蛋白质：高蛋白饮食会增加尿蛋白而使肾脏负担加重，因此应根据患者的肾功能情况调整蛋白质的摄入量。肾功能正常者，蛋白质入量按1.0g/(kg·d)供给；肾功能受损者，按0.6～0.8g/(kg·d)供给，且应给予富含必需氨基酸的优质动物蛋白。

⑤热量：每天热量供给应不低于30kcal/(kg·d)，以防患者发生负氮平衡，尤其是低

蛋白饮食的患者。热量的主要来源是碳水化合物及脂肪，脂肪应以植物性脂肪为主。

⑥其他：注意维生素的供给。

4）用药护理：轻、中度水肿经卧床休息、限水限钠即可缓解，重度水肿应遵医嘱使用利尿剂，注意观察药物的疗效及不良反应。常见利尿剂有噻嗪类利尿药、保钾利尿剂、袢利尿剂及渗透性利尿剂等。长期使用利尿剂时，可能出现低钾血症、低钠血症或低氯性碱中毒，应监测血清电解质和酸碱平衡情况，及时发现上述状况，做到对症处理。此外，利尿不宜过快过猛，否则易导致患者有效血容量不足，进而出现恶心、口干、心悸、直立性低血压等症状。

5）维持皮肤完整性：观察患者皮肤有无红肿、破溃、感染和化脓等情况发生。在患者卧床期间应嘱其经常变换体位，对年老体弱者，可每隔 2 小时协助其翻身 1 次或用软垫支撑受压部位。患者衣着应柔软、宽松，保持床铺清洁、干燥。协助患者做好全身皮肤护理，清洗时不可过分用力，避免损伤皮肤，造成感染。此外，为患者做肌内注射时，应先将水肿皮肤推向一侧后进针，拔针后用无菌干棉球按压穿刺点 3～4 分钟，以防进针口渗液而发生感染。严重水肿时，应避免肌内注射，可采用静脉途径准确、及时输入药物。

6）健康指导：向患者讲解水肿出现的原因；教会患者根据水肿情况及尿量合理安排每天饮水量和钠盐摄入量；指导患者正确测量、记录 24 小时出入液量，指导患者学会测量体重、腹围、血压的方法；告知患者药物的名称、用法、剂量，指导患者学会观察药物的疗效和不良反应，并向患者强调遵医嘱服药的重要性，不可擅自增减药物剂量或停药。

（3）护理评价：经过治疗和护理，患者是否达到：①水肿减轻或消退。②皮肤无损伤或未发生感染。

2. 尿路刺激征

（1）常见护理诊断/问题：尿频、尿急、尿痛，与尿路感染导致膀胱易激惹有关。

（2）护理措施。

1）休息：应嘱急性期患者尽量卧床休息，减少站立。保持心情愉快，避免过分紧张而加重尿频。教会患者转移注意力的方法，如聊天、听轻音乐、读小说或看电视等，以减轻焦虑情绪，缓解尿路刺激征。

2）增加液体摄入：如无禁忌证，鼓励患者尽量多饮水，每天摄水量不低于 2000mL，保证每天尿量在 1500mL 以上，且每 2～3 小时排尿 1 次，以达到冲洗尿路，减少细菌在尿路停留、繁殖的目的。

3）保持皮肤黏膜的清洁：保持皮肤清洁，每天冲洗会阴，女性月经期尤应注意保持会阴部清洁，以避免肠道细菌引起逆行感染。

4）缓解疼痛：指导患者按摩或热敷膀胱区，以缓解局部肌肉痉挛，减轻疼痛。

5）用药护理：遵医嘱给予抗生素控制感染，口服碳酸氢钠溶液碱化尿液，减轻尿路刺激征。注意观察药物的疗效及不良反应。

（3）护理评价：经过治疗和护理，患者是否达到：①不适感减轻，舒适感增强；②未发生感染。

3. 肾性高血压

对于水钠潴留引起的容量依赖性高血压，应限制患者每天的水钠摄入和（或）促进水钠排出。对于肾素－血管紧张素－醛固酮系统兴奋所致的肾素依赖性高血压，限制水钠摄入或使用利尿剂反而会加重病情，使用血管紧张素转换酶抑制剂、血管紧张素Ⅱ受体阻滞剂和钙通道阻滞剂可有效降低血压。用药期间注意观察药物的疗效及不良反应。

4. 肾区痛

对于输尿管结石、血块移行等引起的肾绞痛，嘱患者注意卧床休息，可通过肾区局部热敷缓解疼痛。必要时遵医嘱给予解痉与镇痛药物，注意观察药物的疗效和不良反应。对于癌肿引起的肾区胀痛，一般无需处理，疼痛明显时嘱患者卧床休息，可遵医嘱给予镇痛药物，注意患者主诉，及时评估疼痛的持续时间与性质。

五、进展和展望

肾脏疾病是除肿瘤、心脑血管疾病、糖尿病之外严重威胁人类生命健康的重要疾病之一。目前。我国的肾脏疾病患病率已经超过 10%，患病成年人超过 1 亿人。同时，不同地区肾脏疾病患病率存在差异，如南方地区肾脏疾病患病率略高于北方地区；高原地区患病率显著高于其他地区。不同患者，其所患肾脏疾病种类及情况不同，个体差异极大。针对这些问题，我们可以通过建立队列，收集规律和完整的临床信息，根据相关数据制定合适的肾脏疾病防治策略，有效地控制肾脏疾病的发生发展。要深入研究肾脏疾病发生发展的机制和原理，开发出相关的靶点药物，对肾脏疾病患者行精准治疗，改善患者治疗效果和预后情况。

除此之外，当下肾脏疾病的临床治疗还多停留于经验性治疗阶段。因此，提升我国临床实践水平，建立患者个体化治疗的诊疗思路，实现肾脏疾病的高效治疗，是我们不断去探求和研究的目标。

第二章　原发性肾小球疾病

第一节　急性肾小球肾炎

急性肾小球肾炎（acute glomerulonephritis，AGN），主要临床表现为急性肾炎综合征，特点为急性起病，以血尿、蛋白尿、高血压和水肿为主要临床表征，可伴一过性的肾损害。急性肾小球肾炎多为链球菌感染后的免疫反应所致，亦可见于寄生虫、病毒等不同病原微生物感染后。链球菌感染后急性肾小球肾炎通常以流行或散发的形式出现。急性链球菌感染后肾小球肾炎儿童患者通常预后较好。但也有报道称，长期随访发现患者出现尿检异常、肾功能不全和高血压等患病风险增加的表现。

本节以链球菌感染所致急性肾小球肾炎为例，概括介绍急性肾小球肾炎。

一、病因及发病机制

链球菌感染后急性肾小球肾炎由β溶血性链球菌中的致肾炎菌株感染人体导致，主要由链球菌的胞壁蛋白等抗原诱导免疫反应所致，常在链球菌感染导致猩红热、扁桃体炎、脓疱疮、上呼吸道感染和皮肤感染后发生。以儿童为主要发病人群，成人次之。发病机制复杂，包括原位和循环免疫复合物（immune complex，IC）沉积、抗原在肾脏内原位种植、补体反应以及多种原因引起的自身免疫反应。（图 2−1）

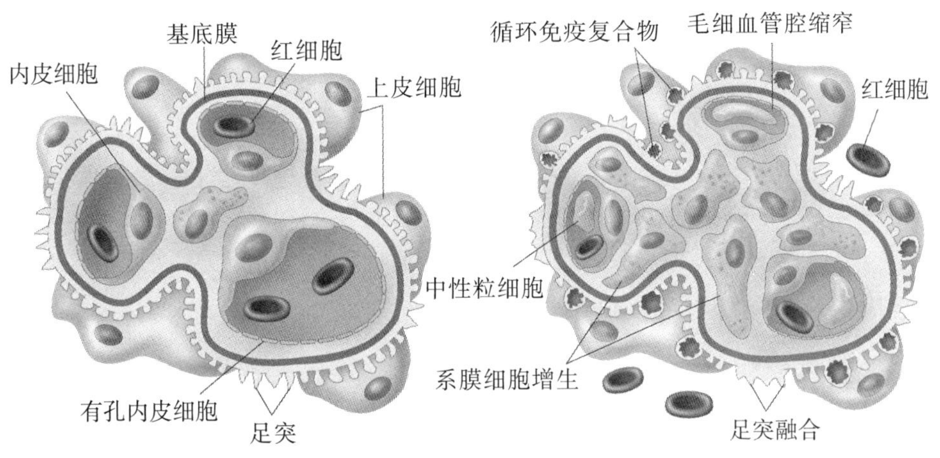

图 2−1　正常肾小球与急性肾小球肾炎病变的肾小球示意图

二、病理学改变

（一）光学显微镜下改变

急性期肾脏体积增大，病理学表现为弥漫性毛细血管内增生性肾小球肾炎，以系膜细胞及内皮细胞增生为主要表现。光学显微镜下可见单核细胞和中性粒细胞浸润。Masson特征染色下可见上皮细胞下的免疫复合物沉积。在严重病变中，可见毛细血管袢的管腔闭塞或狭窄。

（二）电子显微镜下改变

电子显微镜检查可见驼峰状的电子致密物在肾小球上皮细胞下沉积。

（三）免疫病理学表现

免疫荧光检查表现为弥漫性粗颗粒的免疫复合物沿系膜区和毛细血管壁沉积排列，主要成分为免疫球蛋白 IgG 和补体 C3。

三、临床表现

急性肾小球肾炎多见于 2～6 岁儿童和 60 岁以上老年人群，男性偏多，发病率约为女性的 2 倍，常起病于感染链球菌产生抗体后，潜伏期中位数为 10 天，皮肤感染所致者潜伏期长于呼吸道感染者。本病急性起病，轻者没有明显临床症状，表现为血清 C3 及镜下血尿的亚临床型，典型发病患者表现为突发的血尿、蛋白尿、高血压的急性肾炎综合征，重症患者表现为以少尿型急性肾衰竭为主的急性肾损伤，部分可发生水钠潴留引起的充血性心力衰竭。80%患者可发生晨起下肢及眼睑水肿，可伴一过性高血压。

（一）尿异常

多数患者可发生肾小球源性血尿，近半数表现为肉眼血尿，常伴有轻、中度蛋白尿，少数患者蛋白尿程度加重。常见少尿，无尿较少见，若持续少尿，提示可能为急性肾衰竭或新月体形成。

（二）水肿

水肿为多数患者的首发症状，由水钠潴留导致，可见于约 90%链球菌感染后急性肾小球肾炎患者。水肿典型表现为晨起双下肢凹陷性水肿或颜面水肿，严重者可发生全身水肿，给予利尿治疗后好转，1～2 周内消失。

（三）高血压

75%以上患者可见水钠潴留引起的轻、中度一过性高血压，给予利尿治疗后恢复正常，约半数患者需给予降压治疗，少数患者可合并高血压脑病。

（四）肾功能异常

部分患者于起病早期可发生尿量减少及肾小球滤过率下降引起的一过性氮质血症，大部分患者给予利尿治疗后恢复正常，少数严重者可致急性肾衰竭。

（五）心功能衰竭

心功能衰竭主要见于老年患者，需紧急处理，表现为呼吸困难、肺水肿、颈静脉怒张及奔马律等。

四、实验室检查

急性肾小球肾炎实验室检查中具有诊断意义的是：起病初期可检测到血清总补体和C3水平下降，在约8周内逐步恢复正常；患者血清中抗链球菌溶血素O（anti－streptolysin O，ASO）滴度升高，是近期链球菌感染的直接证据。

（一）尿液检查

绝大多数患者均有肉眼或镜下血尿，镜下尿中红细胞常为畸形红细胞，可有红细胞管型或颗粒管型等。此外，尿沉渣中可检出小管上皮细胞及白细胞，患者可伴有轻、中度蛋白尿。以上症状可持续数月，1年内恢复。如果持续蛋白尿，可提示患者为慢性增生性肾炎。

（二）血常规检查

血常规检查可见水钠潴留引起的轻度贫血，白细胞计数正常或升高，急性期表现为血沉加快。

（三）肾功能检查

急性期肾小球滤过率可下降，出现一过性氮质血症，但肾小管功能一般不受影响。起病初期，血清总补体和C3水平下降，在约8周内逐步恢复正常，因此C3水平的动态监测对于链球菌感染后急性肾小球肾炎的临床诊断十分重要。另外，血浆中可溶性的补体终末产物在急性期增加，可随疾病进程逐步恢复正常。持续的低补体血症提示可能存在其他疾病，如狼疮肾炎、系膜毛细血管性肾炎或先天性低补体血症等。

（四）免疫学检查

抗链球菌溶血素O滴度的逐渐上升相比于滴度持续高水平，对于疾病诊断更有意义。滴度上升2倍及以上，可提示近期有链球菌感染。

（五）链球菌感染的直接检查

从急性期患者皮肤感染灶和咽部提取培养，结果可直接提示链球菌感染。但受制于实验灵敏度、特异度等因素，影响结果的因素比血清学检查多，阳性率较低，仅20%～30%。

五、诊断

链球菌感染后于1～3周内出现蛋白尿、血尿、高血压及水肿等临床表现，伴血清C3水平一过性下降，可做出急性肾小球肾炎的临床诊断。若起病后2～3个月病情未发生明显好转，血清肌酐水平持续上升，或仍有持续性低补体血症或高血压，或肾小球滤过率出现进行性下降，应采取肾活检辅助诊断。

六、鉴别诊断

（一）急进性肾小球肾炎

发病过程与临床表现和急性肾小球肾炎类似，但临床症状较重，患病早期可出现无尿或少尿，伴肾功能进行性下降，必要时可采取肾活检明确临床诊断。

（二）系膜毛细血管性肾小球肾炎

系膜毛细血管性肾小球肾炎又称膜增生性肾小球肾炎，临床表现与急性肾炎综合征相似，但蛋白尿增多明显，补体水平降低，8周内不恢复至正常值，不可自愈。

（三）系膜增生性肾小球肾炎

起病急，潜伏期较短，呈现以血尿为主的急性肾炎综合征的临床表现，血清C3不降低，病情反复。

（四）其他病原微生物导致的急性肾炎

除链球菌以外的其他病毒、细菌与寄生虫等感染导致的肾小球肾炎，亦可有急性肾炎综合征的临床表现。不同之处在于，由病毒感染导致的肾炎，其临床症状一般较轻，肾功能正常，高血压与水肿少见，血清补体水平正常，呈现出自限性发展的特点。除此之外应积极寻找其他病原微生物引发感染的证据。

（五）其他

1. 全身性系统性疾病及某些遗传性疾病

如红斑狼疮、溶血性尿毒综合征、过敏性紫癜、结节性多动脉炎等，根据各疾病的相关临床表现可加以甄别和判断。

2. 急性泌尿系统感染及肾盂肾炎

小儿患者同时可表现为血尿，多有发热和尿路刺激症状，尿中多可见白细胞，通过尿细菌培养阳性可加以区别。

3. 慢性肾炎急性发作

慢性肾炎急性发作易误诊为急性肾炎，但二者预后不同，因此需加以鉴别。此类患者常有肾脏病史，发作于感染后1～2天，无间歇期，且常患有较重的贫血症状、持续高血压及肾功能不全等。有时伴眼底变化、心脏变化、尿比重固化。B超检查可见两肾体积缩小。

4. 热性蛋白尿

热性蛋白尿患者在急性感染发热期可出现管型尿、镜下血尿或蛋白尿等症状，容易与轻型或不典型的急性肾小球肾炎相混淆。但与急性肾小球肾炎相比，热性蛋白尿缺乏潜伏期，不会出现水肿及高血压的临床表现，在热退后尿常规可迅速恢复正常。

5. 急性风湿病

急性风湿病患者若肾脏病变表现突出，则为风湿性肾炎。肉眼血尿很少见，常表现为镜下血尿，尿蛋白少量至中量不等，血压一般不高，往往同时具有风湿热的其他表现。行抗风湿治疗后可见蛋白尿明显好转，但镜下血尿则持续时间较长。

七、治疗与预防

急性肾小球肾炎以对症治疗为主，防治多种并发症，保护肾功能。在急性期需卧床休息，待肉眼血尿消失、血压恢复正常、水肿消退。同时采取利尿消肿等措施降低血压，减少心脑血管并发症的发生。肾功能正常者不需限制蛋白质摄入量，但氮质血症时应减少蛋白质摄入量。

（一）对症治疗

对症治疗主要包括：

（1）出现少尿、水肿、循环充血等临床症状时，应当适量限制钠摄入，患者应用利尿剂，轻症患者可以口服氢氯噻嗪，每次 1～2mg/kg，每日 1 到 2 次，有利尿和降压的作用。重症患者，如表现出明显循环充血及少尿，可静脉给予强力利尿剂呋塞米，每次 1～2mg/kg，每日 1 到 2 次，视情况酌情增加。

（2）硝苯地平可有效控制患者高血压。治疗高血压伴水肿可使用呋塞米，其效果优于利血平。卡普托利与呋塞米联合利血平相比，可以更好地控制站立位和仰卧位的高血压。有研究指出，用依那普利 5～10mg/d 控制超声心动图的参数改变和高血压的临床效果比 β 受体阻滞剂、利尿剂与血管扩张剂的效果更好，可以有效降低肾小球滤过率及避免引起高钾血症等不良反应。

（3）高血压脑病患者若出现脑病征象，应快速给予扩血管、降压与镇静等治疗。通常可选择硝普钠和肼苯达嗪等药物。硝普钠可直接作用于血管平滑肌，起到扩张血管的作用，直接降低血压，同时扩张肾血管和冠状动脉，增加肾脏血流量。硝普钠应开始以每分钟 1μg/kg 速度行静脉滴注，同时严密监测血压，调节药物滴入速度，防止低血压的发生。应注意硝普钠曝光后可分解，若分解成蓝色则不能使用。因此该药品需新鲜配制，输液管和输液瓶需用不透光的纸加以包裹。肼苯达嗪需缓慢静脉注射或肌内注射。

（4）严重循环充血或肺水肿患者应卧床休息，严格限制水、钠摄入，给予降压治疗。尽快给予利尿剂，静脉注射呋塞米。若患者出现烦躁不安，应给予血管扩张剂，如哌替啶，或皮下注射吗啡。对明显肺水肿患者可给予硝普钠等血管扩张剂，用法用量及注意事项与治疗同高血压脑病，或给予酚妥拉明减轻肺水肿临床表现。如果上述处理无效，则应尽早开始持续性血液净化治疗。洋地黄制剂易引起患者中毒，因此不主张使用。

（5）对于肾功能不全及肾病水平的蛋白尿，急性或急进性肾功能不全，难以纠正的高钾血症，对利尿剂反应差的严重体液潴留者，应给予持续性血液净化治疗。急性链球菌感染后的肾小球肾炎，若表现为肾病水平的蛋白尿或肾病综合征，则应给予泼尼松治疗。

（二）感染灶的治疗

皮肤感染或上呼吸道感染者应选用抗生素治疗 10～14 天，采用头孢菌素、青霉素等，但应注意使用的抗生素需无肾毒性。青霉素过敏者可选用大环内酯类抗生素，但应避免长期使用预防性抗生素。急性期发作时感染灶大多已得到控制，则不需使用抗生素。若与病情相关的慢性扁桃体炎反复发作，则在病情稳定后可考虑进行扁桃体切除术，术前及术后均需使用抗生素。

（三）透析治疗

急性肾衰竭患者伴有透析指征，则需及时进行透析治疗，若患者透析后肾功能恢复，则不需维持性透析治疗。

（四）日常治疗

（1）患者在发病初期应卧床休息，血压正常、肉眼血尿症状消失、浮肿消退、循环充血症状减轻后可以下床轻微活动，并随疾病好转，逐渐增加活动量，应注意避免重体力工作和活动。

（2）患者在少尿、水肿、高血压期间应适当限制水、盐及蛋白质摄入。一般需要以不显性失水加尿量计算水分供给量，同时应服用易消化的低盐、高糖、低蛋白食物。尽量满足其热量需要，待氮质血症和尿量增多症状减轻或消除后，尽早恢复饮食中蛋白质的供给，保障日常生长发育的需要。

（五）预防

急性肾小球肾炎的预防以减少呼吸道及皮肤等链球菌感染为主。对于猩红热、扁桃体炎、脓疱疮等患者，应尽早使用青霉素或其他敏感抗生素加以治疗。有报道指出，选用敏感抗生素即可发挥显著的预防作用。

日常生活中预防肾小球肾炎需注意个人防护，避免感冒或受凉，同时应保证营养摄入，进行户外锻炼，增强机体抵抗力。平时应勤洗手，注意个人卫生，以避免交叉感染。患者扁桃体发炎若反复发作或伴随血尿复发，可就诊于耳鼻喉科，在评估病情后进行扁桃体切除术。平时感冒时不应随意用药或滥用各种抗生素，应遵医嘱用药。在出现皮肤感染或上呼吸道感染时，应尽早进行治疗。在感染后 2～3 周内配合医生进行积极复查和行尿常规检查，及时发现急性肾小球肾炎。

预防急性肾小球肾炎的最根本要求是防止感染。在 β 溶血性链球菌感染后的 1～3 周内，患者应随时检查尿常规指标，及时发现及治疗急性肾小球肾炎。

八、并发症

急性肾小球肾炎的急性期严重并发症主要包括高血压脑病、严重的循环充血状态和急性肾衰竭。近年来随着防治工作的加强，并发症的发生率及病死率已明显下降。

（一）高血压脑病

高血压脑病指患病后血压，尤其是舒张压急速升高，出现中枢神经系统症状。相比于成年人，儿童患者较为多见。通常认为高血压脑病是在全身高血压基础上，脑内阻力小血管痉挛导致脑缺氧和脑水肿所致。也有研究认为，高血压脑病发生在血压急速升高时，脑血管具备的自动收缩功能调节失控，表现为脑血管高度充血，发生脑水肿。此外，急性肾炎发作时的水钠潴留也对高血压脑病的发病起到了一定作用。

高血压脑病作为急性肾小球肾炎的并发症，一般发生于急性肾小球肾炎病程的早期，起病较急，表现为频繁恶心、呕吐、剧烈头痛，继而发生视力障碍、复视、视物模糊、暂时性黑矇，伴有烦躁或嗜睡，若不及时治疗，则易发生昏迷、惊厥。少数发生暂时性偏瘫失语，严重时可发生脑疝。神经系统多无局限性体征，腱反射及浅反射可消失或减弱，可出现病理反射，严重患者可发生脑疝的部分症状。眼底检查可见视网膜小动脉痉挛，可伴有视盘水肿。脑脊液清亮，蛋白和压力正常或略有增加。

（二）循环充血状态

循环充血状态由水钠潴留、血容量下降、肺水肿等引起，发生率与病情严重程度及治疗情况有关。循环充血状态作为急性肾小球肾炎的并发症，多发生于急性肾小球肾炎起病后1～2周内，临床表现为胸闷、咳嗽、气促、不能平卧、肺底湿啰音、肝大压痛、奔马律等心力衰竭症状。以上症状是血容量扩张导致，与真正心力衰竭有差别。急性肾小球肾炎患者发生循环充血时，心排血量增多而非减少，循环时间正常，动静脉血氧分压差正常，且洋地黄类强心剂效果不佳，利尿剂常可以缓解患者循环充血状态。极少数重症患者可发展为真正的心力衰竭。常于循环充血状态发病后数小时至1～2天迅速出现肺水肿，进而危及患者生命。

（三）急性肾衰竭

急性肾小球肾炎患者在急性期可患有程度不一的氮质血症，但最终进展为急性肾衰竭的患者仅为极少数。该并发症缺乏有效的预防措施，已成为急性肾小球肾炎死亡的重要原因。急性肾衰竭的临床表现为少尿或无尿、血清肌酐增高、高血钾、血尿素氮增高、代谢性酸中毒等。少尿或无尿可持续3～5天或1周以上，在此后尿量增加，症状减退，肾功能逐渐恢复。急性肾衰竭发生机制为某种因素阻止血液流入肾脏，阻止尿液排出，使肾脏受到损伤。患者可发生下肢水肿、嗜睡或疲倦、气促、少尿、关节疼痛、食欲不振等临床症状，可通过药物治疗、血液透析、膳食结构的调整辅助治疗。该病具有病情发展快、严重影响生活及预后差等特点。如果治疗不及时，可能引发机体功能障碍或衰竭，并发认知功能障碍等症状，降低生活质量，甚至导致死亡。

九、预后

急性肾小球肾炎为自限性疾病，急性期预后良好，尤其是儿童。大多数患者于4周内肉眼血尿消失，水肿减退，血压于4～8周恢复正常。少数患者镜下血尿及微量白蛋白尿等可延续至6～12个月后消失。

链球菌感染后急性肾小球肾炎经及时诊断和适当治疗，预后较为良好，但在合并严重并发症如严重循环充血、肺水肿、肾功能不全、高血压脑病及肾病水平的蛋白尿时预后较差，主要死因为急性肾衰竭。

多数急性肾小球肾炎患者的长期预后良好，少部分患者可发生遗留尿沉渣异常或伴高血压，或痊愈后多年重新出现肾小球肾炎表现。

下列情况下预后较差：年龄偏大者较儿童预后差，散发者较流行者预后差，肾组织增生病变重及有广泛新月体形成者预后差，持续高血压、蛋白尿或肾损害者预后差。

十、护理

（一）常见护理诊断/问题

（1）体液过多：与肾小球滤过减少、水钠潴留有关。

（2）有皮肤完整性受损的危险：与皮肤水肿有关。

（3）焦虑：与缺乏疾病相关知识、对预后不了解有关。

（4）活动无耐力：与疾病所致水肿、高血压有关。

（5）潜在并发症：急性充血性心力衰竭、高血压脑病、急性肾衰竭。

（二）护理计划/目标

（1）患者水肿减轻，皮肤保持完整。

（2）患者水电解质及酸碱维持平衡。

（3）患者焦虑减轻，舒适感增强。

（4）患者住院期间无严重并发症发生，或并发症被及时发现并得到有效治疗。

（三）护理措施

1. 病情观察

密切监测患者的生命体征、尿量及尿液性状的变化。每天协助患者测量体重、腹围，准确记录24小时出入液量。观察患者水肿的部位、程度、性质以及有无头晕、头痛等症状。密切监测实验室检查结果，包括血清肌酐、血尿氮素、血清电解质、内生肌酐清除率、肾小球滤过率等，及时评估患者的活动耐受量。

2. 活动与休息

急性期指导患者绝对卧床休息2～3周，若症状明显需卧床休息6～8周，待水肿消退、肉眼血尿消失及血压恢复正常，方可逐步增加活动量。病情稳定后患者可从事轻体力活动，但在1～2年内应避免劳累和重体力活动。

3. 饮食护理

饮食应根据患者水肿、高血压及肾损害程度而定。

饮食护理参照第一章“泌尿系统疾病患者常见症状体征的护理”部分。

4. 药物的治疗与护理

（1）利尿剂：卧床休息、限制水钠摄入可缓解轻、中度水肿。高度水肿者应使用利尿剂消除水肿，并有效防止心脑并发症的发生。使用利尿剂时应注意监测患者的体重、腹围，注意观察患者水肿的消长情况以及时评价药物疗效。长期使用利尿剂时，应定期监测血清电解质和酸碱平衡状况以防发生低钾血症、低钠血症、低氯性碱中毒。使用利尿剂时应避免过快过猛，以防患者有效血容量不足，甚至引起栓塞。此外，强效利尿剂呋塞米具有耳毒性，可引起耳鸣甚至听力丧失，应避免与同样具有耳毒性的氨基糖苷类抗生素（如链霉素等）同时使用。

（2）降压药物：如果经过卧床休息、控制水钠、利尿后血压控制仍不满意，可遵医嘱给予患者降压药物。常用的降压药物为血管紧张素转换酶抑制剂、血管紧张素Ⅱ受体阻滞剂或钙通道阻滞剂。使用过程中及时评价药物疗效，密切监测患者的血压变化，并注意观察药物的不良反应，包括高钾血症、干咳、低血压等。

（3）抗炎药物：有前驱感染者，应选用无肾毒性抗生素（如青霉素、头孢菌素等）治疗。青霉素过敏者可选用大环内酯类药物，如红霉素等。一般不主张长期预防性用药。一旦出现感染征象，应遵医嘱及时应用敏感、强效、无肾毒性的抗炎药物。应用药物时注意监测患者的体温、白细胞计数，观察呼吸道感染及皮肤感染情况，以判断药物疗效。

5. 维持皮肤完整性

卧床期间嘱患者经常变换体位以防发生压疮。对年老体弱者可每隔 2 小时协助其翻身 1 次或用软垫支撑受压部位。患者衣物应柔软、宽松。保持床单位清洁干燥，及时更换汗湿的床褥。协助患者做好全身皮肤护理，应注意水肿患者皮肤较薄，在清洗时应做到动作轻柔，避免损伤患者皮肤，造成感染。此外，为患者做肌内注射时，应先将水肿皮肤推向一侧后再进针，拔针后用无菌干棉球按压穿刺部位，以防进针口渗液而发生感染。严重水肿时，应避免肌内注射，可采用静脉途径准确、及时输入药物。

6. 透析治疗的护理

当患者发生急性肾衰竭而有透析指征时，应及时给予透析治疗。尤其是下列两种情况：①高钾血症者（血钾＞6.5mmol/L）。②严重水钠潴留引起左心衰竭者。具体护理措施参见“血液透析”与“腹膜透析”的护理。

7. 心理护理

给予心理安慰与支持，缓解患者焦虑情绪。告知患者绝大多数急性肾小球肾炎患者预后良好，一般于 1～4 周出现利尿、消肿、血压下降，尿液检查结果也随之好转，血清 C3 在 8 周内恢复正常。92％儿童和 60％成人可获得临床完全康复，仅 6％～18％的患者遗留尿异常和高血压而转成慢性肾炎，只有不到 1％的患者可因急性肾衰竭救治不当而死亡。

8. 健康指导

（1）疾病知识指导：向患者及家属讲解急性肾小球肾炎的病因与预后，让其了解本病为自限性疾病，大多预后良好。教会患者及家属准确记录 24 小时出入液量，测量血压和体重的方法。告知患者及家属合理安排休息与活动的重要性，在患病期应加强休息，病情缓解后可适当锻炼，但在 1～2 年内应避免劳累和重体力劳动。

（2）疾病预防指导：向患者及家属介绍本病的发生与呼吸道感染或皮肤感染的关系。

由于上呼吸道感染和皮肤感染均可引起急性肾小球肾炎，因此应指导患者在出院后注意保暖、积极锻炼、增强机体的防御功能；向患者强调养成良好卫生习惯的重要性，注意保持环境清洁，做好个人卫生；嘱患者一旦发生感染应及时治疗。另外应积极治疗某些慢性疾病，如中耳炎、鼻窦炎及慢性扁桃体炎等。

（3）用药指导与病情监测：指导患者及家属合理用药，掌握用药的注意事项，学会观察药物的疗效与不良反应。急性肾炎病程长，需要患者定期返院复查。

（四）护理评价

经过治疗和护理，患者是否达到：①水肿减轻，皮肤保持完整。②水、电解质及营养维持平衡。③无严重并发症发生，或并发症被及时发现并得到有效治疗。

第二节　急进性肾小球肾炎

急进性肾小球肾炎（rapidly progressive glomerulonephritis，RPGN），又名新月体性肾小球肾炎（crescentic glomerulonephritis，CrGN），是指在急进性肾炎综合征的基础上，短时间内进一步出现少尿、无尿或者肾功能急性衰退等症状的临床综合征。

RPGN 病因多样，免疫机制异常为主要病因。根据病理学和免疫学检查结果将其分为三种类型：抗肾小球基底膜（glomerular basement membrane，GBM）抗体型（Ⅰ型）、免疫复合物型（Ⅱ型）、免疫反应缺乏型（Ⅲ型）。三种类型的 RPGN 中约 50％的病例发病原因不明，为原发性疾病，其余病例则与目前已知的肾脏和肾脏外疾病有关，且三种类型的肾小球都有严重损伤。在不同地域的 RPGN 患者人群中，三种类型的新月体肾炎的占比不同。

一、病因

（一）Ⅰ型

（1）抗 GBM 抗体介导：占比为 10％～20％，该抗体可在外周血中和（或）肾脏 GBM 上被检测到，该抗体主要是 IgG 型。

（2）抗中性粒细胞胞质抗体（anti-neutrophil cytoplasmic antibody，ANCA）介导：1/4～1/3 患者 ANCA 阳性，目前发病机制不详。

（3）呼吸道感染：约半数以上患者曾有过上呼吸道感染，以病毒性感染居多，并且某些强氧化剂、有机化学溶剂和烃类化合物可能与上呼吸道感染有关。这可能导致肺泡毛细血管壁受损并释放抗原，从而导致自身免疫，产生抗肺泡基底膜抗体且与 GBM 发生交叉反应，进而引起肺出血和肾小球肾炎。抗 GBM 抗体产生的确切机制有待深入研究。

（4）遗传因素：抗 GBM 抗体型患者 HLA－DR2 阳性率与正常人相比显著增加，其确切发生机制不详。

（二）Ⅱ型

该型 RPGN 实际上是各种因素引起肾小球损伤的最终结果，多种类型的免疫复合物型肾小球肾炎具有多种不同的致病机制，严重的肾小球损伤均可发展为 RPGN。该病的病因多为在原发性或继发性免疫复合物型肾小球肾炎基础上出现新月体，如 IgA 肾病和狼疮肾炎就是该类典型，但是也存在少数无明确发病机制的原发性肾小球肾炎，这类例外被称为特发性免疫复合物型肾小球肾炎。

（三）Ⅲ型

原发性系统性小血管炎或肾脏局限的小血管炎所致免疫反应缺乏，提示 ANCA 在小血管炎发病机制中起一定作用。在我国，免疫反应缺乏虽与抗 GBM 抗体相比更为少见，但也是导致成年人患 RPGN 的主要原因，且男性发病率比女性更高。

二、肾脏病理

光学显微镜检查、电子显微镜检查、免疫病理学检查有助于鉴别三种类型的 RPGN，鉴别检查要点见表 2－1。

表 2－1　三种类型 RPGN 鉴别检查要点

检查项目	Ⅰ型 RPGN	Ⅱ型 RPGN	Ⅲ型 RPGN
光学显微镜检查	肾小球的壁层上皮细胞增生，形成新月体		
电子显微镜检查	无电子致密物	有电子致密物	无电子致密物
抗体检查	抗肾小球基底膜抗体阳性	血循环免疫复合物阳性	抗中性粒细胞胞质抗体阳性
免疫荧光检查	线性荧光（IgG，C3）	颗粒荧光（IgG，C3）	无荧光或极弱

（一）肉眼观

双肾体积增大，呈苍白色或暗灰色，表面可见点状出血，切面可见增厚的肾皮质。

（二）光学显微镜检查

多数肾小球的球囊内可见新月体形成。新月体主要由增生和渗出的壁层上皮细胞和单核细胞构成，可见淋巴细胞和中性粒细胞浸润。这些细胞附着于肾小球的球囊壁层，在毛细血管球外形成环状或新月形结构。新月体细胞成分间可见较多纤维素，刺激新月体形成的重要原因是纤维素渗出。早期新月体主要由细胞成分构成，称为细胞性新月体；随后由于胶原纤维增加，转变为纤维－细胞性新月体；最终形成纤维性新月体。新月体压迫毛细血管，同时使肾小球的囊腔变窄甚至闭塞。肾小管上皮细胞因蛋白吸收发生玻璃样变，部分肾小管上皮细胞萎缩或消失。肾间质水肿且有炎症细胞浸润，逐渐发生纤维化。三种类型的 RPGN 光学显微镜检查结果略有差异。

（1）Ⅰ型：该型 RPGN 多为一次性突然发病，多数病例可见肾小球新月体形成，且不同病例新月体类型（指细胞性、纤维－细胞性或纤维性）和发生时间基本一致。新月体形成可导致肾小球毛细血管袢受严重压缩，无新月体形成的肾小球形态结构基本正常。肾小球病变严重程度影响小管间质病变，若肾小球可见新月体形成、毛细血管袢坏死且合并肾小囊破裂，该肾小球周围可见大量炎症细胞浸润。肾小球内皮细胞和系膜细胞增生不显著，肾小管上皮细胞出现变性、萎缩甚至坏死。肾间质存在广泛病变，早期中性粒细胞浸润，进展期有淋巴细胞、单核巨噬细胞浸润，存在间质水肿、纤维化。该型患者多无纤维素样坏死性小动脉病变，但合并 ANCA 阳性的患者可见小血管炎。

（2）Ⅱ型：该型 RPGN 不同阶段皆可见新月体形成、内皮细胞和系膜细胞明显增生，嗜复红蛋白沉积。肾小球毛细血管袢少见纤维素样坏死。肾小囊破裂和肾小球周围细胞浸润较少见。肾小球内出现新月体的部位多见肾小球上皮细胞和单核巨噬细胞。

（3）Ⅲ型：该型 RPGN 常反复发作，因此光学显微镜下新月体种类常多样化，细胞性、细胞－纤维性及纤维性新月体常混合存在，且多数患者肾活检可见肾小球毛细血管袢节段甚至全肾小球的纤维素样坏死，而未受累毛细血管袢一般无明显异常表现。严重受累肾小球可见肾小囊破裂，肾小球周围出现大量炎症细胞，形成类似肉芽肿样病变，其中有嗜酸性粒细胞、中性粒细胞、单核细胞、淋巴细胞、巨噬细胞，偶可见多核巨细胞。

（三）电子显微镜检查

（1）Ⅰ型：肾小球内一般无电子致密物沉积，存在电子致密物沉积提示合并其他肾小球病。急性病变处可见白细胞浸润、GBM 和肾小囊断裂。

（2）Ⅱ型：肾小球内可见电子致密物沉积，沉积的部位可为内皮下、系膜区、上皮下、基底膜内或各部位的组合。新月体周围的肾小球毛细血管袢可见 GBM 断裂。在毛细血管袢出现纤维素样坏死部位与新月体细胞之间，可见纤维素样结构，与Ⅰ型和Ⅲ型相比不明显。

（3）Ⅲ型：肾小球内不可见电子致密物，GBM 被广泛破坏。白细胞浸润和纤维素触须样物质可见于纤维素样坏死部位。

（四）免疫病理学检查

（1）Ⅰ型：主要可见 IgG 沉积，部分患者有 C3 沉积。IgG 沿肾小球毛细血管壁呈线条样沉积，C3 常沿肾小球毛细血管壁呈类似细颗粒样和不连续线条样沉积。病变严重者，毛细血管袢断裂、皱缩后，仅见 IgG 和 C3 呈不连续线条样沉积或类似细颗粒样；疾病后期由于 IgG 被吸收，只有 C3 呈类似细颗粒样沉积。

（2）Ⅱ型：补体成分和免疫球蛋白沉积在肾小球，免疫荧光检查显示颗粒状荧光，可见大量新月体，且基础肾小球疾病可影响沉积的荧光形态。

（3）Ⅲ型：该型肾小球肾炎特点为肾活检组织免疫荧光检查多无免疫球蛋白沉积。免疫荧光检查可见不规则荧光染色，散在于肾小球内的纤维素样坏死部位、新月体细胞间和毛细血管内血栓。C3 和 IgM 的荧光染色偶可见于肾小球内的纤维素样坏死或硬化部位。

三、临床表现

三种类型的 RPGN 起病方式不一，可隐匿起病或急性起病，主要临床表现为镜下血尿或肉眼血尿、蛋白尿、高血压、水肿等，在疾病某一阶段病情迅速恶化，血清肌酐在数周内迅速升高，迅速发展为少尿和无尿。若不及时治疗，患者常在数周至数月内因急性肾衰竭死亡。各分型肾小球肾炎表现存在差别，临床表现鉴别要点见表 2-2。

表 2-2　三种 RPGN 临床表现鉴别要点

鉴别要点	Ⅰ型 RPGN	Ⅱ型 RPGN	Ⅲ型 RPGN
年龄	青中年男性、老年女性多见	青中年多见	中老年男性多见
起病特点	起病多急骤	起病多急骤、伴肾病综合征	起病隐匿
发病进展	肺出血-肾炎综合征	急进性肾炎综合征	急进性肾炎综合征、 全身多系统 ANCA 阳性

（1）Ⅰ型：该型 RPGN 有两个高发病率年龄段，分别是 20～40 岁和 60～80 岁，男性在年轻时多发，女性在老年时多发。多数患者有呼吸道感染史，或曾接触氧化剂、烃类化合物（如汽油）等。

患者常起病急骤，少数隐匿起病，很少伴肾病综合征。部分患者的抗 GBM 抗体可与肺泡基膜发生交叉反应，引发肺出血、咯血症状，伴有肾炎症状，多发展为肾衰竭，严重者可导致死亡，此类病变称为肺出血-肾炎综合征。

（2）Ⅱ型：该型 RPGN 在青中年和女性中多见，主要临床表现为急进性肾炎综合征，常伴有肾病综合征，也可无明显症状。由于该型在原发性或继发性肾小球疾病基础上发生，其还具有各基础肾脏病的特点，如 IgA 肾病以中年患者居多，过敏性紫癜肾炎和狼疮肾炎以青少年居多。

（3）Ⅲ型：该型 RPGN 在中老年男性中多见。大多数 ANCA 相关性小血管炎患者肾脏受累的表现是全身多系统受累，只有约 1/3 患者的临床表现为肾脏局限性的小血管炎，且后者在确诊后也可由于肾脏外的其他脏器受累而发展为系统性血管炎。

主要临床表现为急进性肾炎综合征，常伴有肾病综合征，但部分小血管炎患者引起的免疫反应缺乏型肾小球肾炎也可导致进展较为缓慢的肾损害，尿沉渣中仅有少量红细胞甚至无红细胞，后者多为少数肾小球间断、反复发生毛细血管袢纤维素样坏死和新月体形成所致，因此肾小球的病变程度不一。

四、诊断与鉴别诊断

（一）诊断

RPGN 诊断流程如图 2-2 所示。

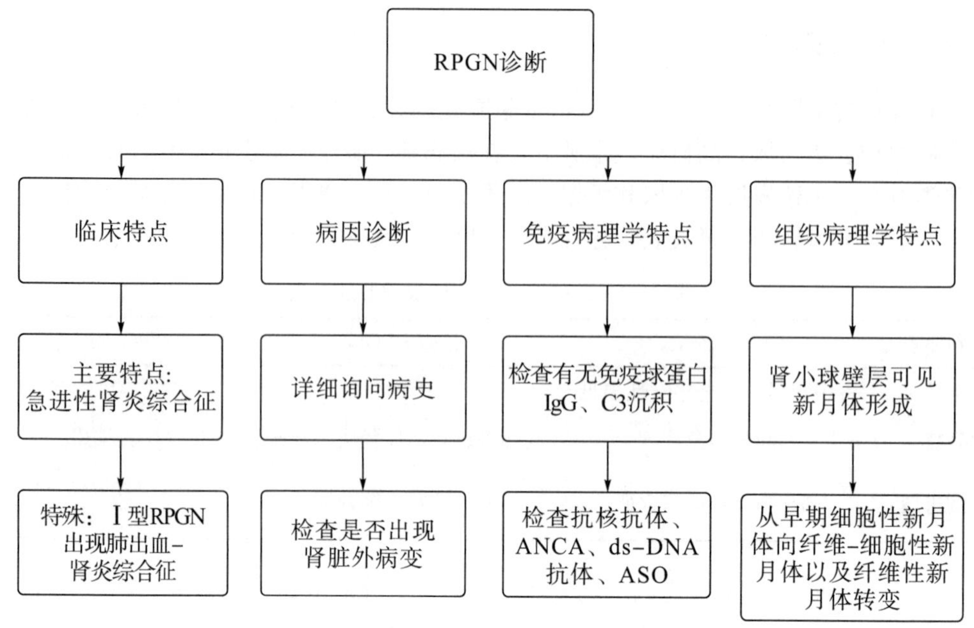

图 2－2 RPGN 诊断流程

1. 临床特点

临床上表现为急进性肾炎综合征，即在急进性肾炎综合征基础上，数周未见缓解，并且可能出现少尿和无尿，后续肾功能迅速恶化，可短期内（数天至数月）到达尿毒症水平。

2. 病因诊断

可通过详细询问病史，寻找肾脏外其他系统病变，进行抗核抗体、ANCA、抗双链 DNA（ds－DNA）抗体、抗链球菌溶血素 O 等检查以判断病因。详细的病因诊断有助于鉴别临床表现和病理改变存在相似性的 RPGN，支持后续有效治疗和评估预后。

3. 免疫病理学特点

Ⅰ型 RPGN 患者 IgG 和 C3 沿肾小球毛细血管壁沉积，为 RPGN 中肾脏受累较重的一种，患者血清中可检测到抗 GBM 抗体。Ⅱ型为免疫球蛋白和补体成分呈颗粒样或团块样沿肾小球毛细血管袢和系膜区沉积，可在多种肾小球疾病基础上发生，如 IgA 肾病、过敏性紫癜肾炎和狼疮肾炎等。除此之外，该型 RPGN 患者中可见血清免疫复合物增高以及补体 C3 下降。Ⅲ型则无明显免疫球蛋白成分沉积，其中多数与 ANCA 相关性小血管炎相关，约 2/3 血清中可检测到 ANCA。

4. 组织病理学特点

见本节光学显微镜检查部分。

（二）鉴别诊断

主要与临床表现为急性肾衰竭、血尿和蛋白尿的肾脏疾病进行鉴别。

1. 其他原发性肾小球疾病

（1）IgA 肾病：少数 IgA 肾病患者表现为急性肾衰竭。其原因主要有：①可能呈红细胞管型堵塞肾小管导致一过性急性肾损伤。②少数患者可合并恶性高血压肾损害。③部分患者可由于药物作用，在 IgA 肾病基础上出现急性肾小管间质疾病。④部分患者可有新月体形成，若达到 RPGN 的诊断标准则归为Ⅰ型 RPGN，可通过肾活检进行鉴别。

（2）感染后急性肾小球肾炎：重症急性感染后急性肾小球肾炎可表现为急性肾衰竭，出现严重肾小球毛细血管内皮细胞增生或发展为新月体性肾炎，可通过肾活检进行鉴别。

2. 系统性疾病肾损害

（1）系统性红斑狼疮（systemic lupus erythematosus，SLE）：重症狼疮肾炎患者可表现为急性肾衰竭，多为弥漫增生性狼疮肾炎，如严重肾小球毛细血管内皮细胞增生，也可发展为新月体性肾炎，可通过肾活检进行鉴别。

（2）ANCA 相关性小血管炎和抗 GBM 病：ANCA 相关性小血管炎和抗 GBM 病肾脏受累多发生急性肾衰竭。肾脏病理上可表现为局灶纤维素样坏死性肾炎和新月体形成。只有新月体形成的数目符合 RPGN 病理诊断标准时，才可分别归入Ⅰ型和Ⅱ型 RPGN。

3. 其他

恶性高血压引起的肾损害导致急性肾衰竭的原因主要为肾脏中小动脉出现血栓性微血管病样表现（如洋葱皮样改变），从而造成肾小球缺血改变，可通过舒张压大小和眼底病变进行鉴别。

五、治疗

治疗方案取决于免疫病理分型。由于该病进展迅速，预后凶险，应尽早进行肾活检病理学检查，诊断疾病后在出现少尿或无尿症状之前进行治疗，否则治疗效果将更差，并且应根据不同分型制订不同的治疗方案。既往治疗方案多为经验性总结，缺乏高质量的循证医学证据。目前认为疾病早期应用强化血浆置换并联合应用皮质激素及细胞毒性药物有一定疗效，主要为免疫抑制治疗，临床治疗方案分为诱导缓解治疗和维持缓解治疗。诱导缓解治疗：①强化治疗。血浆置换治疗（先于血浆置换器中导入血浆，并分离其细胞成分、致病物、代谢毒物、代谢产物等，以改善血清肌酐水平、24 小时尿蛋白水平及血清尿酸水平，进而对患者免疫功能起到有效的调节作用，并且改善其凝血功能、肝功能，从而达到良好的临床疗效）和甲泼尼龙冲击治疗（由于它的生物利用度及亲和力均优于其他激素类药物，因此可以显著增强机体抗免疫和抗炎的生物效应）。②基础治疗。糖皮质激素、环磷酰胺或其他免疫抑制剂治疗。RPGN 主要治疗方案见图 2－3。

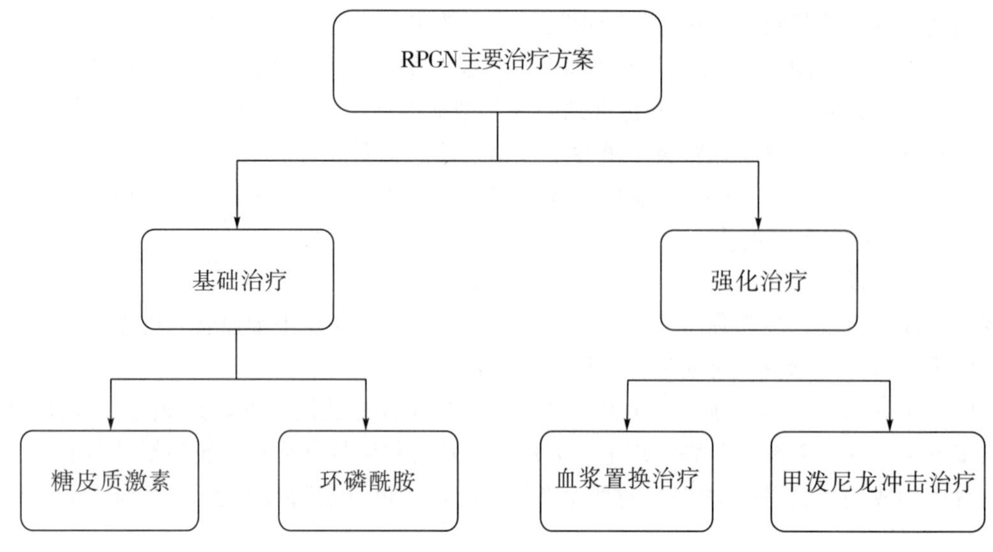

图 2-3 RPGN 主要治疗方案

（一）Ⅰ型

由于本病相对少见，且发病急、病情重、进展快，因此很难进行前瞻性随机对照临床试验，目前的治疗方法主要来自小样本的对照研究和治疗经验总结。此病的主要治疗为血浆置换（或免疫吸附）、糖皮质激素（包括大剂量甲泼尼龙冲击及泼尼松口服治疗）及免疫抑制剂（首选环磷酰胺）治疗，主要为迅速清除体内致病抗体和炎症介质，并阻止致病抗体再合成。疾病早期用上述方法治疗效果更佳。

（1）血浆置换：每天用5%人血白蛋白置换患者血浆4L，共14天，或直至抗GBM抗体转阴。若有肺出血或近期进行手术（包括肾活检）的患者，可在置换结束时给予150～300mL新鲜冰冻血浆。有学者认为，可根据病情调整血浆置换量（如每次2L）、置换频率（如隔天1次）及置换液（如用较多的新鲜冰冻血浆）。有条件时还可以应用免疫吸附治疗。临床治疗效果表明双重血浆置换也能有效清除抗GBM抗体，在血浆白蛋白及新鲜冰冻血浆缺乏时可考虑应用。队列对照研究表明，用血浆置换联合激素及免疫抑制剂治疗能提高患者存活率。

（2）糖皮质激素：第0～2周，甲泼尼龙500～1000mg/d，连续3天静脉滴注，此后口服泼尼松1mg/(kg·d)，最大剂量80mg/d（国内最大剂量常为60mg/d）。第2～4周，0.6mg/(kg·d)；第4～8周，0.4mg/(kg·d)；第8～10周，30mg/d；第10～11周，25mg/d；第11～12周，20mg/d；第12～13周，17.5mg/d；第13～14周，15mg/d；第14～15周，12.5mg/d；第15～16周，10mg/d；第16周，标准体重<70kg者为7.5mg/d，标准体重≥70kg者为10mg/d。服用6个月后停药。

（3）环磷酰胺：2mg/(kg·d)，口服，3个月。

（二）Ⅱ型

Ⅱ型RPGN可参照Ⅰ型RPGN的治疗方案进行治疗，即用甲泼尼龙冲击做强化治疗，并用口服泼尼松及环磷酰胺做基础治疗。对环磷酰胺不耐受的患者，也可以考虑换用其他免疫抑制剂。

（三）Ⅲ型

目前对于该型 RPGN 的治疗主要依据既往的临床经验。本病治疗分为诱导缓解治疗和维持缓解治疗两个阶段，推荐治疗方案如下。

（1）诱导期治疗：推荐用糖皮质激素及环磷酰胺进行初始治疗。若患者禁忌使用环磷酰胺，可以改为糖皮质激素及利妥昔单抗治疗。对于已经进行透析或者血清肌酐水平上升迅速的患者，需要同时进行血浆置换治疗。药物及血浆置换的具体应用方案如下。

①环磷酰胺：$0.75g/m^2$，每 3～4 周静脉滴注 1 次。

②糖皮质激素：甲泼尼龙 500mg/d，连续 3 天静脉滴注；泼尼松 1mg/(kg・d)，口服，最大剂量为 60mg/d，连续服用 4 周。3～4 个月后逐渐减量。

③血浆置换：每次置换血浆量为 60mL/kg，两周内置换 7 次。若出现弥漫性肺出血则每天置换 1 次，出血停止后改为隔天置换 1 次，总共 7～10 次。若合并抗 GBM 抗体则每天置换 1 次，一共 14 次或至抗 GBM 抗体转阴。

（2）维持期治疗：对诱导治疗后病情已缓解的患者，推荐进行维持治疗，维持治疗的推荐药物为硫唑嘌呤、吗替麦考酚酯、氨甲蝶呤，建议至少治疗 18 个月。对于已经依赖透析的患者或无肾外疾病表现的患者，不做维持治疗。

在治疗 RPGN 时要根据疾病类型及患者年龄、体表面积、有无相对禁忌证等具体情况，个体化地制定治疗方案，实施治疗过程中应根据实际情况调整方案。

六、预后

RPGN 的预后较差，起病时即出现急进性肾炎综合征，出现严重肾损伤，采取治疗措施后病情仍有可能快速恶化。Ⅰ型 RPGN 患者预后最差，Ⅲ型 RPGN 患者预后最好，Ⅱ型 RPGN 患者预后介于两者之间。随着关于发病机制的深入研究以及治疗手段的进步，RPGN 短期预后相较以前已经有明显改善。Ⅰ型 RPGN 患者的 1 年存活率为 70%～80%，肾脏的 1 年存活率为 25%。近年研究表明，如果在发病早期治疗（血清肌酐$<600\mu mol/L$），1 年后约 90%的患者可以保存正常肾功能。Ⅲ型 RPGN 患者 1 年缓解率可达 57%，44%已经进行透析治疗的患者可以脱离透析。对于合并系统性小血管炎的患者，肾移植后约 20%可能复发，但是否复发与肾移植时血清 ANCA 是否阳性无关。对于不同类型 RPGN，若要改善长期预后，还需要进行更多深入研究。

七、护理

（一）常见护理诊断/问题

（1）体液过多：与肾小球滤过减少、大剂量激素治疗致水钠潴留有关。

（2）有感染的危险：与水肿、激素的应用、低蛋白血症致机体免疫力下降有关。

（3）焦虑/恐惧：与缺乏疾病相关知识、担心疾病预后有关。

(4) 潜在并发症：急性肾损伤。

(二) 护理计划/目标

(1) 患者出院时维持营养平衡。

(2) 患者出院时水肿减轻或消退，水、电解质基本保持平衡。

(3) 患者住院期间皮肤完整性未被破坏，无感染发生。

(4) 患者焦虑减轻，舒适感增强。

(5) 患者住院期间无严重并发症发生，或并发症被及时发现并得到有效治疗。

(三) 护理措施

1. 病情观察

密切监测病情变化，及时评估治疗效果、发现并发症。

监测内容：①生命体征：尤其是血压和体温的变化。②尿量及尿液性状变化：若尿量迅速减少或出现无尿，应考虑是否发生急性肾损伤；若尿液混浊程度加重，往往提示尿蛋白增加。③水肿情况：观察患者水肿的部位、程度、性质，每天协助患者测量体重、腹围，准确记录24小时出入液量。④实验室检查结果：密切监测血清肌酐、血尿氮素、血清电解质、内生肌酐清除率、肾小球滤过率等实验室检查结果。⑤其他：观察患者有无头晕、头痛、恶心、呕吐、喘憋、端坐呼吸等。

2. 活动与休息

具体护理措施参见本章第一节相关部分。

3. 饮食护理

具体护理措施参见本章第一节相关部分。

4. 药物的治疗与护理

(1) 糖皮质激素联合细胞毒性药物：适用于Ⅱ型、Ⅲ型 RPGN，对Ⅰ型疗效较差。首选甲泼尼龙0.5～1.0g溶于5%葡萄糖溶液中静脉滴注，每天或隔天1次，3次为一疗程，两疗程间隔3～5天，共1～3个疗程。之后改为口服泼尼松和环磷酰胺，泼尼松口服1mg/(kg·d)，2～3个月后开始逐渐减至维持量，再维持治疗6～12个月后继续减量至停药。目前主张环磷酰胺每月冲击治疗1次，共6次，用量为0.5～1.0g/m^2。

用药期间注意观察药物的疗效和不良反应。长期使用糖皮质激素产生的不良反应有感染、高血压、骨质疏松、消化性溃疡等，突然停药还会引起反跳现象。环磷酰胺的不良反应包括出血性膀胱炎、骨髓抑制、肝细胞毒性等。应嘱患者在治疗期间大量饮水，定期检查血象与肝脏功能，并注意密切观察患者有无异常，做到及时处理。

(2) 利尿剂：卧床休息、限制水钠摄入可缓解轻、中度水肿。若上述处理无效，可遵医嘱给予利尿剂。使用利尿剂期间应注意观察患者的尿量变化、体重、水肿部位及程度等，以及时评价药物疗效。长期使用利尿剂时，患者可能发生低钾血症、低钠血症、低氯性碱中毒，应定期监测血清电解质和酸碱平衡情况，及时调整药量以防并发症的发生。

(3) 降压药物：如果经过休息、控制水钠、利尿后血压控制仍不满意，可遵医嘱让患者服用降压药物。常用的药物为血管紧张素转换酶抑制剂、血管紧张素Ⅱ受体阻滞剂。使用过程中及时评价药物疗效，观察药物的不良反应，血管紧张素转换酶抑制剂的常见不良反应有干咳、低血压、高钾血症、血管神经性水肿，血管紧张素Ⅱ受体阻滞剂的不良反应较血管紧张素转换酶抑制剂轻。因此，在患者无法耐受血管紧张素转换酶抑制剂不良反应的情况下，可以使用血管紧张素Ⅱ受体阻滞剂。

（4）抗菌药物：半数以上 RPGN 患者都有上呼吸道感染的前驱病史，因此若患者感染灶持续存在，可遵医嘱给予敏感、强效和无肾毒性的抗生素以控制感染。用药期间密切监测患者生命体征，尤其是体温，并注意观察患者上呼吸道感染的症状和（或）体征有无消失。

5. 维持皮肤完整性

具体护理措施参见本章第一节相关部分。

6. 积极防治感染

（1）保持环境清洁：保持病房环境清洁，定时通风换气，定期进行空气消毒。减少病区的探访人次，限制上呼吸道感染者探访。

（2）指导患者预防感染：告知患者预防感染的重要性，指导患者避免去人多的公共场所，减少与传染病患者接触；协助患者加强全身皮肤、口腔黏膜和会阴部等部位的护理，防止皮肤和黏膜损伤；指导患者加强营养和休息，增强机体抵抗力；遇寒冷季节注意保暖。

（3）病情观察：密切监测生命体征，尤其注意有无体温升高；观察有无呼吸道、泌尿道及皮肤感染的征象，如咳嗽、咳痰、肺部湿啰音、尿路刺激征、皮肤红肿等。

7. 心理护理

介绍疾病特点与影响预后的因素，使患者及家属能够正确认识疾病，积极配合治疗。患者住院期间应多与患者交流，鼓励患者说出内心感受，给予心理安慰，缓解患者的焦虑情绪。

8. 健康指导

（1）疾病预防指导：吸烟，上呼吸道感染，接触某些烃类化合物等可诱发部分患者发病。因此在患者出院前护士应嘱患者戒烟，注意保暖，避免感冒，并尽量减少与烃类化合物等接触的机会。

（2）疾病知识指导：向患者及家属介绍本病的相关知识，包括病因、临床表现、疾病预后等。向患者强调保护残存肾功能的重要性，嘱患者尽量避免引起肾损害的因素，如感染、使用肾毒性药物等，以防疾病反复发作而转为慢性肾炎并最终发展为慢性肾衰竭。嘱患者加强休息，避免劳累。急性期绝对卧床休息，休息时间较急进性肾小球肾炎患者更长。

（3）用药指导与病情监测：向患者及家属强调遵医嘱用药的重要性，介绍各类药物的作用、可能出现的不良反应和服药的注意事项。嘱患者在医生的指导下更改药物，不可擅自减药或停药。告知患者病情好转后仍需较长时间的随访以及时发现异常接受治疗，从而有效防止疾病复发甚至恶化。

（四）护理评价

经过治疗和护理，患者是否达到：①营养维持平衡。②水肿减轻或消退，水、电解质基本保持平衡。③皮肤完整性未被破坏，无感染发生。④焦虑减轻，舒适感增强。

第三节　IgA 肾病

一、概述

IgA 肾病（IgA nephropathy，IgAN）是一类肾小球系膜区以 IgA 弥漫性沉积为特征的系膜增生性肾小球肾炎。随着免疫荧光技术在肾活检组织检查中的应用，1968 年，法国病理学家 Jean Berger 最早描述了本病的特征，因此也称本病为 Berger 病。IgAN 本质上是一种具有特征性免疫病理表现但由多种临床和病理表型组成的一组临床－病理综合征。另外，多种病因已知的肾小球疾病可致使 IgA 在肾小球系膜区沉积，如过敏性紫癜肾炎、狼疮肾炎、类风湿关节炎肾损害、肝病相关的肾损害等。这些继发性 IgAN 往往以其原发疾病命名，而不再称为 IgAN。因此，只有那些病因不明的 Berger 病才能归入 IgAN。本章所讨论的 IgAN 主要就是原发性 IgAN。

二、流行病学特点

IgAN 是目前世界范围内最常见的原发性肾小球疾病。其发病率与年龄、性别、种族、地域、遗传等多种因素密切相关，而且不同种群、地域的 IgAN 的临床症状和病情预后可能大相径庭。近年，随着诊疗技术的进步，IgAN 的总体临床治疗效果有大幅度提高，但其发病率仍然有上升趋势，而且 IgAN 临床表现多样，疾病转归复杂，因此，对 IgAN 的深入研究和探讨具有重要的现实意义。

（一）年龄

IgAN 可以在任何年龄发病，通常 20～30 岁比较多见。

（二）性别

性别比例各地报道不同，男女发病比例日本小于 2∶1，北欧和美国高于 6∶1。

（三）种族

在种族方面，IgAN 在亚洲人中最常见，在欧洲人中发病率较低，在非洲人中则较罕见。美国和南非的数据显示白种人和黄种人发病率明显高于黑种人。在某种程度上，基因的差异可以解释这种不同。

（四）地域

IgAN 的发病率在亚洲部分国家（如新加坡、日本）和中国香港地区以及澳大利亚、芬兰、南欧比较高，为 20%～40%；英国、加拿大、美国 IgAN 的发病率比较低，如美国 IgAN 的发病率只有 2%～10%；新墨西哥的印第安人中，IgAN 的发病率达 38%。在大部分队列研究中，IgAN 的患病率是以占原发性肾小球疾病的百分比或是肾活检中的百分比所呈现的，因此不同地区对轻微尿检异常的重视程度，以及对患者进行肾活检的频繁程度会对这一区域 IgAN 的检出率产生影响。

三、病因和发病机制

多种因素与 IgAN 的发生发展有关，迄今尚未阐明确切的病因和发病机制。由于 IgAN 免疫荧光检查显示以 IgA 和 C3 在系膜区的沉积为主，提示本病可能是由于循环中的免疫复合物在肾脏内沉积，而沉积的 IgA 能否引起 IgAN 取决于 IgA 与肾组织之间的相互作用，其最终决定是否诱发 IgAN、IgAN 的严重程度、病情的进展及最终预后。

（一）IgA

IgA 主要分布于黏膜表面和分泌液如唾液和泪液中，主要用于防御抗原入侵。IgA 分子有 2 种亚型：IgA1 与 IgA2。其均有单体或多聚体（常为二聚体）。IgA1 与 IgA2 的主要区别在于 IgA1 包含一个 O－糖基化的铰链区。IgAN 系膜区沉积的 IgA 主要为多聚 IgA1（poly IgA1，pIgA1）。研究显示，不同种族 IgAN 患者普遍存在该 O－糖基化铰链异常。IgAN 的特征性表现是血清低半乳糖化 IgA1 水平升高，这在 IgAN 发展中起关键作用。通过自身聚合，或者与铰链区特异性自身抗体结合，低半乳糖化 IgA1 形成大分子循环免疫复合物。这种免疫复合物易沉积在肾小球系膜，最终可引起系膜细胞增生，促炎因子释放，以致肾小球损伤。

（二）IgA 沉积导致肾小球损伤

不论 IgA1 通过何种机制介导与肾小球系膜细胞结合，这一过程对后续炎症过程都起到始推作用。已有证据表明，pIgA 与系膜细胞 IgA 受体的交联可以使系膜细胞产生促炎、促纤维化反应，其表现与肾活检病理标本中所见的系膜细胞增殖相一致。糖基化缺陷的 IgA1 聚合物与人体系膜细胞亲和力明显增加，并能刺激多种细胞因子的产生，从而诱发系膜细胞增殖和炎症反应，导致肾脏固有细胞的损伤。

（三）IgA 肾病的遗传学研究

IgAN 的遗传因素一直为人们所关注，针对罕见的家族性以及散发性 IgAN 病例均有相当多的研究，虽然仍未取得突破性进展，但有研究表明基因显著影响血清低糖基化 IgA1 的形成。IgAN 患者的健康一级亲属常存在高水平血清低糖基化 IgA1，这也提示血清低糖基化 IgA1 形成在 IgAN 的多因素发病机制中也仅仅占了一部分而已。

全基因组关联分析发现了数个易感基因，其中主要组织相容性复合体（major histocompatibility complex，MHC）尤为引人注目。MHC 多态性分析表明其与多种自身免疫性疾病相关。其与 IgAN 相关可能也与 IgAN 发病机制中有免疫因素参与有关，包括存在糖基化缺陷的 IgA 铰链区特异性抗体。

（四）四重打击学说

第一，IgAN 患者循环中存在高水平的半乳糖缺失的 IgA1（Gd－IgA1）（第一重打击)；第二，Gd−IgA1 作为自身抗原诱发自身抗体的产生（抗糖抗体）（第二重打击)；第三，两者形成循环免疫复合物在肾脏沉积（第三重打击)；第四，通过激活补体、诱发促炎因子等致肾组织损伤（第四重打击)，导致 IgAN 的发病和进展（图 2−4)。目前认为 IgA1 分子的糖基化异常造成 IgA1 易自身聚集或被 IgG/IgA 抗体识别，形成“致病性”免疫复合物，这可能是 IgAN 发病中的始动因素，而遗传因素可能参与或调节上述发病或进展的各个环节。

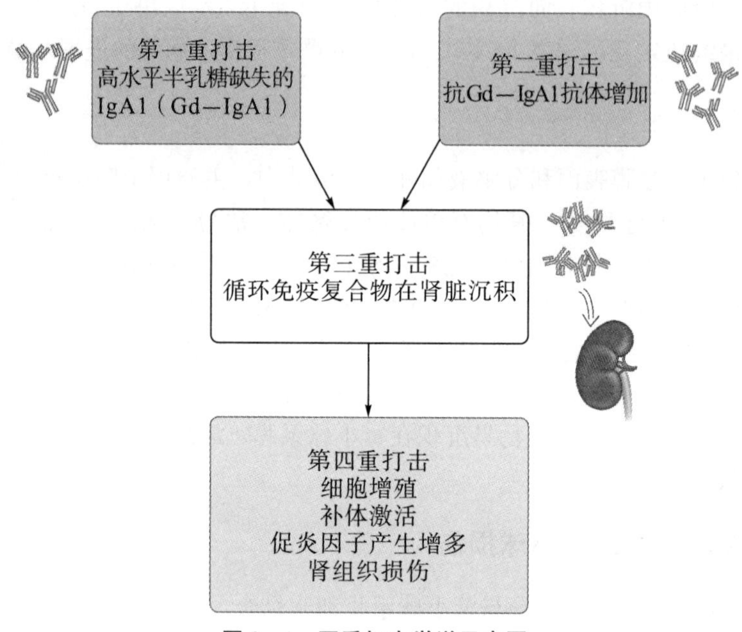

图 2−4　四重打击学说示意图

四、病理

IgAN 的病理特征是以 IgA 为主的免疫复合物在肾小球系膜区沉积，因此肾脏组织病理学及免疫病理学检查是 IgAN 确诊的必备手段。

（一）免疫组织学改变

IgAN 的特征性改变是系膜区 IgA 沉积，通过免疫荧光和免疫过氧化物酶技术可观察到这一特征。免疫荧光显微镜下 IgA 呈弥漫性沉积，而在光学显微镜下 IgA 的沉积可能呈局灶性。研究表明，临床缓解往往伴随着系膜区 IgA 沉积物的消失，但当 IgA 沉积物超出系膜区，扩展到肾小球血管周围时，提示预后不良。15％的肾活检标本仅有 IgA 沉积，50％～70％还可见到 IgG 沉积，31％～66％有 IgM 沉积。临床上还常见到 C3 的沉积，其分布与 IgA 沉积相同。

（二）光学显微镜下改变

光学显微镜下的表现可有多种变化，并与 IgA 沉积物分布无关。改变可以非常轻微，最常见的是系膜增生，常呈弥漫性广泛性增生，也可出现局灶节段性细胞增生。在进行性肾脏病变时，系膜基质严重增生。弥漫性系膜增生性肾小球肾炎可并发新月体改变，伴有或不伴有相应的节段性坏死。伴有肾损伤的患者在肉眼血尿发作期间，肾活检常发现有新月体的形成。

细胞浸润的性质因肾小球损伤的严重程度不同而有差异。病变严重时，系膜区和肾小囊内的单核细胞数量均有增加。新月体性 IgAN 时，肾小球内不仅能检测到巨噬细胞，亦可见到白细胞介素受体阳性的（活化的）T 细胞。肾小球内巨噬细胞的数量不仅与新月体的形成相关，也与肾损害的程度相关。

（三）超微结构改变

系膜区 IgA 沉积的超微结构改变为系膜和系膜旁电子致密物沉积，通常在肾小球毛细血管内皮下沉积，但也可见于膜内或上皮下沉积，这些沉积与成人患者的不良转归相关。每个肾小球和系膜区沉积物的数量、大小、形状和密度都不尽相同。沉积物内含有不等量的 IgA、IgG、IgM 和 C3。有报道强调系膜沉积物中 IgA 和 C3 之间局部解剖关系的变化，提出免疫球蛋白遮盖 C3 可能会降低进行性肾损伤的危险。40％的病例早期发生系膜溶解，推测是 IgA 免疫沉积物使系膜负荷过重导致系膜慢性损伤。此病变主要与肾小球硬化有关，也与晚期肾小球组织病理学分级有关。

（四）病理分级

既往研究报道中，关于 IgA 病理分级的方法较多，包括 Lee 分级、Hass 分级、牛津病理分型系统等。不同的病理分级方法均有各自的特征，但仍有不足，迄今为止国际上仍未有确定统一的 IgAN 病理分级标准。

1. Lee 分级

1982 年 Lee 按 IgAN 病情严重程度进行分级，共五级（表 2－3）。该分级难度低，且具有易操作等优势，但不足是 Lee 分级阶段用语缺乏准确性，如罕见、常见、偶有及大部分，使诊断的主观性受到影响，相同标本由不同病理医生诊断，结果可能出现一定的差异，且 Lee 分级中肾小球的硬化水平与涉及的范围尚待进一步明确，使分级的准确性受到影响。

表 2－3　IgAN 的 Lee 分级

病理分级	肾小球改变	肾小管和间质改变
Ⅰ	大部分肾小球表现正常，有时观察到局灶节段性系膜细胞数目增多	无明显异常
Ⅱ	肾小球呈局灶节段性增生和硬化（＜50％）	无明显异常
Ⅲ	弥漫性系膜细胞增生、增厚伴局灶性和节段性变异，偶有小新月体和粘连	偶有局灶性间质水肿和浸润，肾小管萎缩罕见
Ⅳ	肾小球病变呈重度弥漫性系膜增生和硬化，部分或全部肾小球硬化，可见新月体（＜45％）	肾小管萎缩，肾间质浸润，偶见肾间质泡沫细胞

续表

病理分级	肾小球改变	肾小管和间质改变
Ⅴ	肾小球病变的性质类似Ⅳ级，但更严重，肾小球新月体形成（>45%）	肾小管和肾间质病变类似Ⅳ级，但更严重

2. Hass 分级

1997 年 Hass 基于 Lee 分级建立了具体明确的 Hass 分级（表 2－4）。该分级在病变涉及的范围及疾病严重程度方面均有了准确的划分，但 Hass 分级的问题是并未针对Ⅰ～Ⅳ级的急性与慢性展开有效的划分，同时系膜细胞增生与毛细血管中内皮细胞增生划分模糊，难以为治疗提供有效的参考。

表 2－4 IgAN 的 Hass 分级

亚型	肾小球改变	肾小管和间质改变
Ⅰ级（轻微病变）	仅有肾小球轻度系膜细胞增生，无节段性硬化和新月体形成	无明显异常
Ⅱ级（局灶节段性肾小球硬化样病变）	肾小球表现出类似特发性局灶节段性肾小球硬化样改变，伴肾小球系膜细胞轻度增生，无新月体形成	无明显异常
Ⅲ级（局灶性增殖性肾小球肾炎）	50%左右的肾小球细胞增生，可见新月体，肾小球节段性细胞增生	无明显异常
Ⅳ级（弥漫增殖性肾小球肾炎）	超过 50%的肾小球细胞增生，细胞增生可以是节段性或球形，可见新月体	大于 40%的皮质小管萎缩或数量减少
Ⅴ级（晚期慢性肾小球肾炎）	40%以上的肾小球硬化，其余可表现为上述各种肾小球病变	大于 40%的皮质小管萎缩或数量减少

3. 牛津病理分型系统

2005 年，由 40 多位肾脏病学家和肾脏病理学家组成的国际工作组成立，旨在发展基于证据且重复性高的 IgAN 病理分类。2009 年 IgAN 牛津病理分型系统问世（表 2－5），分析了多种病理指标——系膜细胞增殖积分（M）、肾小球节段硬化（S）、毛细血管内增殖（E）、肾小管萎缩/间质纤维化（T）、新月体（C）的可重复性和可信度，最后提出 M、S、T 病变与疾病预后相关，E 病变虽然未发现与预后相关，但却与免疫抑制治疗密切相关。牛津病理分型又称为 MEST 分型。

表 2－5 IgAN 旧版牛津病理分型系统

病理指标	定义	评分
系膜细胞增殖积分（M）	<4 系膜细胞/系膜区=0； 4～5 系膜细胞/系膜区=1； 6～7 系膜细胞/系膜区=2； >8 系膜细胞/系膜区=3 （系膜细胞增殖积分为所有肾小球的平均值）	M0≤0.5，M1>0.5
肾小球节段硬化（S）	任何不同程度的袢受累，包括肾小球节段硬化/粘连	S0 无，S1 有

续表

病理指标	定义	评分
毛细血管内增殖（E）	毛细血管内细胞增殖致袢腔狭小	E0 无，E1 有
肾小管萎缩/间质纤维化（T）	肾皮质小管萎缩/间质纤维化	T0（0～25%） T1（26%～50%） T2（>50%）

2017 年新版 IgAN 牛津病理分型系统（表 2－6）提出在 MEST 基础上增加细胞/纤维－细胞性新月体（C）评分，因为经大量临床研究发现，新月体病变与患者预后具有相关性，表现为足细胞增生肥大或顶部病变者肾功能减弱快、蛋白尿多的临床特点。并建议在保持 S1 定义不变的基础上增加对 S1 病变的描述（补充说明是否存在足细胞增生肥大或顶部病变）。牛津病理分型系统制定严密，充分考虑了可重复性，是目前最严谨科学的分型方法。

表 2－6　IgAN 新版牛津病理分型系统

病理指标	定义	评分
系膜细胞增殖积分（M）	<4 系膜细胞/系膜区＝0； 4～5 系膜细胞/系膜区＝1； 6～7 系膜细胞/系膜区＝2； >8 系膜细胞/系膜区＝3 （系膜细胞增殖积分为所有肾小球的平均值）	M0≤0.5，M1>0.5
肾小球节段硬化（S）	任何不同程度的袢受累，包括肾小球节段硬化/粘连	S0 无，S1 有
毛细血管内增殖（E）	毛细血管内细胞增殖致袢腔狭小	E0 无，E1 有
肾小管萎缩/间质纤维化（T）	肾皮质小管萎缩/间质纤维化	T0（0～25%） T1（26%～50%） T2（>50%）
细胞/纤维-细胞性新月体（C）	细胞或纤维-细胞性新月体百分比	C0（无） C1（0～25%） C2（≥25%）

五、临床表现

IgAN 的临床表现多种多样，随年龄不同可发生大范围变化（图 2－5）。该病没有特征性的临床表现，不同患者疾病进程及预后差别明显，最常见的临床表现为发作性肉眼血尿和无症状性血尿和（或）蛋白尿。

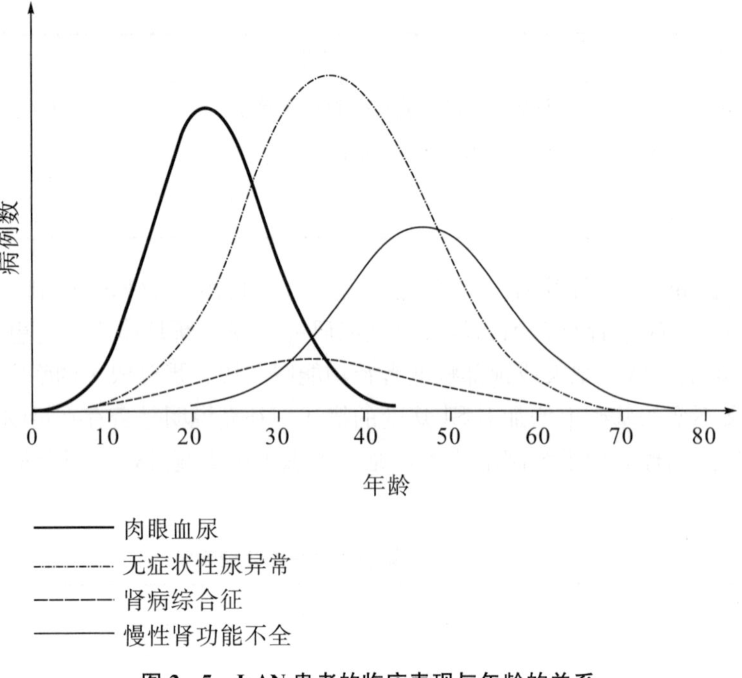

图 2−5　IgAN 患者的临床表现与年龄的关系

注：**Leicester** 大学总医院 **1980—1996** 年 **30** 例诊断为 **IgAN** 患者的临床类型分布图。

（一）肉眼血尿

40%～50% IgAN 患者的主要临床症状为发作性肉眼血尿，特别是青少年患者。我国出现反复肉眼血尿症状的比例为 14%，单次肉眼血尿发生率为 18.2%，一般为褐色血尿而不是红色，血块不常见。在肉眼血尿发作时，患者可伴有全身轻微症状，如低热、全身不适和肌肉酸痛，个别患者由于肾脏被膜肿胀可出现腰痛。血尿通常发生在黏膜感染后，一般为上呼吸道感染（咽炎与扁桃体炎等），也可在受凉、过度劳累、接种疫苗及肺炎等影响下出现，偶尔为胃肠道感染或尿路感染后。血尿通常在出现感染症状后的 1～2 天明显，可与感染后 1～2 周出现的感染后肾小球肾炎相鉴别。肉眼血尿可在几天后自行缓解，镜下血尿持续存在，表现为反复肉眼血尿患者预后较好，与孤立性肉眼血尿发作的患者有本质的不同，后者可合并肾病综合征及高血压。

（二）无症状性血尿和蛋白尿

30%～40%的 IgAN 患者无明显症状，多为体检时发现尿检异常。镜下血尿伴或不伴蛋白尿（一般<2g/24h）。这类患者的诊断率取决于当地尿检普及度和单纯性镜下血尿患者肾活检的应用。研究表明，尿蛋白超过 1g/24h 是 IgAN 预后不良的因素之一。

（三）肾病综合征

肾病综合征多发生于肾小球病变严重时。患者出现较多局灶节段性肾小球硬化样病变，伴有足细胞损伤，较广泛的小管间质损害或新月体形成等。部分临床表现为肾病综合征的 IgAN 患者，肾病综合征一般出现在疾病早期，这一类型目前被认为是肾小球微小病变合并肾小球系膜区 IgA 沉积，按照肾小球微小病变处理，对糖皮质激素治疗反应好，预后良好。

（四）高血压

IgAN 是恶性高血压中最常见的肾性继发因素，多见于青壮年男性，表现为头晕、头痛、视物模糊、恶心、呕吐、舒张压≥130mmHg、眼底血管病变在Ⅱ级以上，可伴有肾衰竭和（或）心功能衰竭、急性肺水肿，若不及时处理可危及生命。但起病时即有高血压者不常见，随着病程的进展高血压的发生率增高，高血压出现在肾衰竭前平均 6 年。

（五）急性肾损伤

研究报道，大于 65 岁的老年患者中出现急性肾损伤的概率较高，主要见于以下几种情况：①急性重症炎症反应；②急性肾炎综合征；③红细胞管型所致急性肾小管损伤；④IgAN合并恶性高血压；⑤IgAN 合并急性小管间质性肾病。

六、实验室检查

迄今为止，IgAN 尚缺乏特异性的血清学或实验室诊断性检查。

（一）尿常规检查

IgAN 患者典型的尿检异常为持续性镜下血尿和（或）蛋白尿。尿相差显微镜显示异形红细胞增多>50%，提示为肾小球源性血尿。部分患者表现为混合型血尿，偶可见红细胞管型。大多数患者为轻度蛋白尿，但也有患者表现为大量蛋白尿甚至肾病综合征。

（二）血生化检查

IgAN 患者可有不同程度的肾功能减退，主要表现为肌酐清除率降低，血尿素氮和血清肌酐逐渐升高，血尿酸常升高，同时可伴有不同程度的肾小管功能的减退，也可以合并脂代谢紊乱的相关指标。

（三）免疫学检查

关于 IgAN 患者血清中 IgA 水平增高的比例各国报道不同。血清中 IgA 水平的增高在 IgAN 患者中无特异性。

（四）其他检查

由于 IgAN 患者外周血中半乳糖缺陷的 IgA1 分子（Gd−IgA1）的水平明显高于正常对照人群，并且与 IgAN 临床、病理的严重程度和预后相关，提示 Gd−IgA1 对 IgAN 可能有潜在的诊断价值。此外，也有研究报告 IgAN 患者体内存在高水平抗 Gd−IgA 自身抗体。但由于研究有限，加之检测技术的方法学还存在诸多问题，因此无论是 Gd−IgA1 还是抗 Gd−IgA 自身抗体的检测尚未在临床广泛应用。

七、诊断与鉴别诊断

（一）IgAN 的临床诊断线索

中华医学会《临床诊疗指南·肾脏病学分册》指出，尽管 IgAN 的临床表现和实验室检查缺乏特征性的改变，但如果出现以下表现，应怀疑 IgAN：①上呼吸道感染或扁桃体炎发作同时或短期内出现肉眼血尿，感染控制后肉眼血尿消失或减轻。②典型的畸形红细胞尿，伴或不伴蛋白尿。③血清 IgA 值升高。需要注意的是，无论临床表现上考虑 IgAN 的可能性多大，肾活检在确诊 IgAN 是必备的，且必须建立在充分排除了继发性肾脏病的基础上。

（二）免疫病理学鉴别诊断要点

（1）要特别注意免疫荧光检查 IgA 在肾小球内分布的特点。IgA 的沉积是沿着系膜区弥漫性分布的，故要强调“弥漫性沉积”的意义。IgA 如果节段性沉积要注意非 IgAN 节段性硬化性病变所致循环中大分子物质在局部的滞留。

（2）在系膜病变的基础上发现较多的炎症细胞浸润、内皮细胞病变、广泛的新月体形成、毛细血管袢坏死和明显的小管间质病变，包括间质血管炎性病变，要注意搜寻继发性病因。

（3）肾小球病变可以很不均一，存在局灶加重的现象，肾小球周围炎症细胞浸润也存在着类似的表现。

（4）IgAN 患者 IgA 沉积除系膜区外还可伴毛细血管袢沉积，但是广泛的血管袢沉积则要考虑继发性因素的可能。

（5）注意免疫复合物沉积的种类，IgAN 患者肾小球系膜区除 IgA 沉积外，往往同时伴有 C3 沉积，还可以有 IgG 和 IgM 沉积，若出现 C4、C1q 沉积，一定要排除继发性因素。

（6）肾小球系膜区和系膜旁区电子致密物沉积是 IgAN 典型的电子显微镜下表现。IgAN 患者电子显微镜下未见电子致密物的情况非常少见。部分患者可见内皮下电子致密物，但多为节段性，往往由系膜旁区延伸而来。若观察到较广泛的内皮下、上皮侧及基底膜内电子致密物沉积，要警惕继发性因素的存在。

（三）需要鉴别诊断的疾病

1. 以肾小球 IgA 沉积为主的感染后急性肾小球肾炎

该病一般在金黄色葡萄球菌感染后发生。糖尿病是主要的发病危险因素。与 IgAN 相比，以 IgA 沉积为主的急性肾小球肾炎常见于老年患者，更易发生急性肾损伤。有金黄色葡萄球菌感染史，低补体血症，光学显微镜下可见肾小球毛细血管内皮细胞弥漫性增生和明显中性粒细胞浸润，免疫荧光染色 C3 强于 IgA，电子显微镜下上皮下驼峰样物质形成。

2. 过敏性紫癜肾炎

该病与 IgAN 病理、免疫组织学特征完全相同。临床上 IgAN 患者病情进展缓慢，而过敏性紫癜肾炎起病多为急性，除肾脏表现外，还可有典型的皮肤紫癜、黑便、腹痛、关节痛及全身血管炎改变等，目前两者的鉴别主要依靠临床表现。

3. 以血尿为主要表现的单基因遗传性肾小球疾病

以血尿为主要表现的单基因遗传性肾小球疾病包括薄基底膜肾小球病和 Alport 综合征：前者主要表现为持续性镜下血尿，肾脏是唯一受累器官，通常血压正常，肾功能长期维持正常，呈良性病程；后者是以血尿、进行性肾功能减退直至终末期肾病、感觉神经性耳聋及眼部病变为临床特点的遗传性疾病综合征，存在多器官系统受累。另外，两者的遗传方式不同。肾脏病理学检查是明确和鉴别 IgAN、薄基底膜肾小球病和 Alport 综合征的主要手段，电子显微镜检查尤为重要。此外，肾组织及皮肤Ⅳ型胶原 α 链检测乃至家系的连锁分析对于鉴别家族性 IgAN、薄基底膜肾小球病和 Alport 综合征具有重要意义。

4. 泌尿系统感染

泌尿系统感染患者易与尿中红细胞、白细胞增多的 IgAN 患者混淆，但泌尿系统感染患者常有尿频、尿急、尿痛、发热、腰痛等症状，尿培养阳性，而 IgAN 患者中段尿细菌培养阴性，抗生素治疗无效。

八、治疗

2012 年发表的《改善全球肾脏病预后组织（KDIGO）临床实践指南：肾小球肾炎》为 IgAN 的治疗提供了循证医学证据。

（一）治疗原则

（1）轻微尿检异常、GFR 正常、血压正常的患者预后良好，但需要长期（>10 年）定期随访。

（2）明显蛋白尿（尿蛋白>0.5～1.0g/d）、高血压、GFR 下降、预后中等的患者，需进行全面综合支持治疗（3～6 个月）。

1）GFR>50mL/min 时，若尿蛋白<1.0g/d，GFR 正常，则只需行支持治疗；若尿蛋白>1.0g/d，则需在支持治疗的基础上进行糖皮质激素治疗 6 个月。

2）当 30mL/min≤GFR≤50mL/min 时，行支持治疗，并可酌情使用免疫抑制剂。

3）当 GFR<30mL/min 时，行支持治疗，但不推荐使用免疫抑制剂（急进性肾小球肾炎除外）。

（3）GFR 急剧下降的患者，临床表现为 AKI，首先要排除大量由红细胞管型所致急性肾小管损伤导致或其他病因，需行支持治疗与对症治疗。若临床表现为肾病综合征或急进性肾小球肾炎，需行支持治疗以及激素和免疫抑制剂治疗。

（二）治疗方案

本病的临床表现、病理改变和预后差异较大，治疗时需根据不同的临床表现、病理类型等综合制订合理的治疗方案（表 2-7）。

表 2−7　IgAN 的推荐疗法

病情	治疗方案
肾功能正常	
伴镜下血尿	无特异性治疗（抗生素或扁桃体切除均无效）
复发性肉眼血尿	
蛋白尿<1g/24h	
大量蛋白尿	
>1g/24h	隔天疗法，泼尼松 0.5mg/kg，6 个月
>1g/24h 伴 GFR 下降	考虑鱼油 12g/d，2 年
光学显微镜下微小病变型肾病综合征	泼尼松 0.5～1.0mg/(kg·d)［儿童 60mg/(m^2·d)］，8 周
急性肾衰竭	
急性肾小管阻塞	只采取支持疗法
新月体性 IgAN	诱导缓解： 泼尼松 0.5～1.0mg/（kg·d），8 周； CPC 2.5mg/kg，8 周； 可以每天同时进行血浆置换，7 天。 维持治疗： 泼尼松逐渐减量； 硫唑嘌呤 2.5mg/（kg·d）
高血压	首选 ACEI，目标是将血压控制在 120/80mmHg
肾移植	无须特殊处理

1. 单纯镜下血尿

此类患者一般预后较好，大多数患者肾功能可长期维持正常，一般无须特殊治疗，但需要定期检测尿蛋白和肾功能。需注意避免过度劳累、预防感染和避免使用肾毒性药物。

2. 反复发作性肉眼血尿

对于感染后反复出现肉眼血尿或尿检异常加重的患者，应积极控制感染，选用无肾毒性的抗生素，如青霉素 80 万单位，肌内注射，2 次/天；或口服红霉素、头孢菌素等。慢性扁桃体炎反复发作的患者，建议行扁桃体切除术。

3. 伴蛋白尿

建议选用 ACEI/ARB 治疗并逐渐增加至可耐受的剂量，尽量将尿蛋白控制在<0.5g/d，延缓肾功能下降的进展。经过 3～6 个月优化支持治疗（包括口服 ACEI/ARB 和控制血压）后，如尿蛋白仍持续>1g/d 且 GFR>50mL/（min·1.73m^2），可给予糖皮质激素治疗，每天泼尼松 0.6～1.0mg/kg，4～8 周后逐渐减量，总疗程 6～12 个月。对于免疫抑制剂（如环磷酰胺、硫唑嘌呤、吗替麦考酚酯等）的获益仍存在争议。大量蛋白尿长期得不到控制者，预后较差，常进展至终末期肾病（end−stage renal disease，ESRD）。

4. 肾病综合征

病理改变较轻者，如表现为微小病变型，可选用激素或联合应用细胞毒性药物，常可获较好疗效；如病理改变较重，疗效常较差，尤其是合并大量蛋白尿且难以控制的患者，肾损害呈持续性进展，预后差。

5. 急性肾衰竭

IgAN 表现为急性肾衰竭，主要为新月体性肾炎、伴毛细血管袢坏死以及细胞管型阻塞肾小管所致。若肾活检提示细胞性新月体性肾炎，临床上常呈肾功能急剧恶化，应及时给予大剂量激素和细胞毒性药物强化治疗。若患者已达到透析指征，应给予透析治疗。该类患者预后差，多数患者肾功能不能恢复。

6. 高血压

控制血压可保护肾功能，延缓慢性肾脏疾病的进展。临床研究表明，ACEI 或 ARB 可良好控制 IgAN 患者的血压，减少蛋白尿。

7. 其他

若 IgAN 患者的诱因同某些食物引起的黏膜免疫反应有关，则应避免这些食物的摄入。有学者认为富含 ω-3 多不饱和脂肪酸的鱼油对 IgAN 治疗有益，但其确切疗效还有待进一步的大规模多中心临床研究证实。病情较轻的 IgAN 患者一般可耐受妊娠，但若合并持续的重度高血压、GFR<60mL/（min·1.73m^2）或肾组织病理学检查严重的肾血管或间质病变者，则不宜妊娠。

九、预后

近来对 IgAN 自然病程的长期研究重新评估了 IgAN 的预后。病程 20 年的患者中，1/4 患者发展为终末期肾病，20%的患者肾功能进行性恶化。

任何一种慢性肾小球疾病表现出高血压、蛋白尿，肾小球滤过率降低，肾小球和间质纤维化均提示预后较差。高尿酸血症、吸烟和体重指数升高是疾病进展的危险因素，但只有高血压和蛋白尿是可靠的预后危险因素。

经肾活检确诊为 IgAN 而症状较轻的患者，如单纯性血尿、轻度或无蛋白尿、血压正常和 GFR 正常，其 7～10 年预后多半较好。然而，多达 40%患者发展为蛋白尿进行性增多，多达 5%患者在这期间出现 GFR 下降，提示这类患者需定期随诊。

IgAN 牛津病理分型表明系膜增生、毛细血管内增生和节段性硬化、肾小管萎缩和间质纤维化均为预后预测因素。临床表现和组织病理学改变对 IgAN 预后的影响见表 2－8。

表 2－8 影响 IgAN 预后的指标

临床影响因素	病理影响因素
预后差	
蛋白尿水平	系膜细胞增生程度
高血压	毛细血管内皮细胞增生
肾损害程度	节段性肾小球硬化
高尿酸血症	肾小管萎缩
吸烟	间质纤维化

续表

	临床影响因素	病理影响因素
	明显肥胖	毛细血管袢 IgA 沉积
	高龄	新月体比例
预后好	复发性肉眼血尿	—
无影响	性别 血清 IgA 水平	IgA 沉积程度

十、护理

（一）常见护理诊断/问题

（1）体液过多：与 GFR 下降、低蛋白血症致水钠潴留有关。

（2）营养失调：营养摄入量低于机体需要量，与大量蛋白尿、摄入减少有关。

（3）有皮肤完整性受损的危险：与水肿、长期卧床等因素有关。

（4）有感染的危险：与低蛋白血症致机体抵抗力下降、应用激素和（或）免疫抑制剂有关。

（5）焦虑、恐惧：与缺乏疾病相关知识、担心疾病预后有关。

（6）潜在并发症：急性肾衰竭、高血压。

（二）护理计划/目标

（1）患者出院时营养维持平衡。

（2）患者出院时水肿减轻或消退，水、电解质基本保持平衡。

（3）患者住院期间皮肤完整性未被破坏，无感染发生。

（4）患者焦虑减轻，舒适感增强。

（5）患者住院期间无严重并发症发生，或并发症被及时发现并得到有效治疗。

（三）护理措施

1. 病情观察

密切监测病情变化，及时评估治疗效果、发现并发症。监测内容：①生命体征：尤其是血压和体温的变化。②尿液量及性状的变化：若尿量迅速减少或无尿，应考虑是否发生急性肾损伤；若尿液混浊程度加重，往往提示尿蛋白增加。③水肿情况：观察患者水肿的部位、程度、性质，每天协助患者测量体重、腹围，准确记录 24 小时出入液量。④实验室检查结果：密切监测包括血清肌酐、血尿氮素、血清电解质、内生肌酐清除率、GFR 等指标在内的实验室检查结果变化。

2. 活动与休息

以单纯性血尿为主要临床表现的患者一般无需严格卧床休息，但应避免劳累。以急性肾小球肾炎为主要临床表现的患者，应绝对卧床休息2～3周，若尿量明显减少、血尿程度较重，应卧床休息6～8周，待水肿消退、肉眼血尿消失及血压恢复正常后，方可逐步增加活动量。病情稳定后患者可从事轻体力活动，但在1～2年内应避免劳累和重体力活动。

3. 饮食护理

具体护理措施参见本章第一节“急性肾小球肾炎”的护理部分。

4. 积极防治感染

（1）监测感染征象：密切监测患者生命体征，尤其注意体温有无升高。准确留取实验室标本，及时送检，监测白细胞计数及中性粒细胞计数变化。注意观察患者有无咳嗽咳痰、皮肤红肿、尿路刺激征等感染征象。

（2）预防感染：①向患者强调预防感染的重要性，避免去人多的公共场所，减少与传染病患者的接触。②保持病室环境清洁，定时通风，定期进行空气消毒。③严格执行无菌操作，医疗器械定期消毒、灭菌。④加强生活护理，保持皮肤、口腔及会阴部的清洁，护理时动作轻柔，以防损伤皮肤及黏膜。

5. 药物的治疗与护理

（1）肾上腺糖皮质激素和细胞毒性药物：若IgAN表现为病理改变较轻的肾病综合征，可选用激素或联合应用细胞毒性药物；若IgA表现为急性肾衰竭，应及时给予大剂量激素和细胞毒性药物强化治疗。

肾上腺糖皮质激素可引起多种不良反应，如感染、向心性肥胖、高血压、消化性溃疡、骨质疏松、股骨头坏死等。在治疗期间应加强监护，一旦发现异常，需及时通知医生给予对症处理。此外，细胞毒性药物如环磷酰胺有肝细胞毒性、性腺毒性，还可引起骨髓抑制、出血性膀胱炎，因此在用药期间应嘱患者大量饮水，定期监测肝功能与血象，及时发现异常，避免严重不良反应的发生。

（2）抗菌药物：患者若在感染后反复出现肉眼血尿，应积极控制感染。首选敏感、强效且无肾毒性的抗生素如青霉素进行治疗。应用药物时注意监测患者的体温、白细胞计数，观察呼吸道感染及皮肤感染情况有无好转，以判断药物疗效。

（3）利尿剂：卧床休息、限制水钠摄入可缓解轻、中度水肿。若上述处理无效，可遵医嘱给予利尿剂。使用利尿剂期间应注意观察患者的尿量、体重、水肿部位及程度等，以评价药物疗效。长期使用利尿剂时，患者可能发生低钾血症、低钠血症、低氯性碱中毒，应定期监测血清电解质和酸碱平衡情况，及时调整用药量以防并发症的发生。

（4）降压药物：如果经过休息、控制水钠、利尿后血压控制仍不满意，可遵医嘱给予降压药物。常用的药物为ACEI、ARB。使用过程中要及时评价药物疗效，观察药物的不良反应，ACEI的常见不良反应有干咳、低血压、高钾血症、血管神经性水肿，ARB的不良反应较轻。因此，在患者无法耐受ACEI不良反应的情况下，可以使用ARB。

6. 心理护理

同情、理解患者，给予患者心理支持与安慰。做好健康宣教工作，使患者了解本病特点，消除患者焦虑情绪。向患者强调保持愉悦心情、配合疾病治疗的重要性。

7. 健康教育

（1）疾病预防指导：感染是引发 IgAN 并导致疾病恶化的重要因素，因此在患者出院前应向患者强调预防感染的重要性。嘱患者注意保暖，避免感冒，保持环境清洁，加强个人卫生，保证皮肤及会阴部的清洁。

（2）疾病知识指导：向患者及家属介绍本病的相关知识，包括病因、临床表现及常见的并发症等。告知患者优质低蛋白、高热量、低脂、高膳食纤维和低盐饮食的重要性，指导患者根据病情合理控制每天营养的摄入量。嘱患者加强休息，避免劳累。此外患者还应尽量避免引起肾损害的危险因素，如感染、妊娠、接种疫苗、服用肾毒性药物等。

（3）用药指导与病情监测：向患者介绍药物的使用方法、注意事项及正确观察药物疗效和不良反应的方法。嘱患者不可擅自增减药物剂量或停用药物，应在医生的指导下调整。IgAN 病程长，应坚持定期随访，监测血尿、尿蛋白和肾功能等指标变化。

（四）护理评价

经过治疗和护理，患者是否达到：①营养维持平衡。②水肿减轻或消退，水、电解质基本保持平衡。③皮肤完整性未被破坏，无感染发生。④焦虑减轻，舒适感增强。

第四节　肾病综合征

一、病因

肾病综合征（nephrotic syndrome，NS）是由不同疾病引起的临床综合征，其临床表现有四大特点：①大量蛋白尿；②低白蛋白血症；③不同程度的水肿；④高脂血症。

从病因出发，可以将肾病综合征分为原发性和继发性两类。原发性肾病综合征主要由原发性肾小球疾病引起，急性肾小球肾炎、急进性肾小球肾炎、慢性肾小球肾炎等发展过程中都可出现肾病综合征。继发性肾病综合征常见于多发性骨髓瘤、糖尿病、过敏性紫癜、系统性红斑狼疮等。

儿童患者常见的原发性肾病综合征有微小病变性肾小球病；继发性肾病综合征有过敏性紫癜肾炎、乙型肝炎病毒相关性肾炎、狼疮肾炎。

青少年患者常见的原发性肾病综合征有系膜增生性肾小球肾炎、微小病变性肾小球病、局灶节段性肾小球硬化（focal segmental glomerulosclerosis，FSGS）、系膜毛细血管性肾小球肾炎。常见的继发性肾病综合征有狼疮肾炎、过敏性紫癜肾炎、乙型肝炎病毒相关性肾炎。

中老年患者常见的原发性肾病综合征有膜性肾病（membranous nephropathy，MN），继发性肾病综合征有糖尿病肾病、肾淀粉样变性、骨髓瘤性肾病、淋巴瘤或实体肿瘤性肾病。

二、临床表现

（一）大量蛋白尿

正常生理情况下，肾小球滤过膜可以发挥分子屏障和电荷屏障的功能。如果这些功能受损，原尿中的蛋白质含量会增加。当蛋白质含量明显超过近端肾小管的吸收量时，就会产生大量蛋白尿。

尿蛋白排出量的增加与肾小球内压力的增加、高蛋白饮食、高血压或血浆蛋白大量输注等密切相关。

（二）低白蛋白血症

大量白蛋白的丢失会导致肝脏代偿性合成白蛋白增加，同时近端肾小管对滤过蛋白摄取的增多会带来肾小管分解蛋白的增加。当肝脏白蛋白合成的增加不能抵消其丢失与分解时，会出现低白蛋白血症。

同时，胃肠道黏膜水肿会使肾病综合征患者食欲减退，蛋白质摄入不足、吸收不良或丢失，使低白蛋白血症进一步加重。长期、大量丢失白蛋白会使患者出现营养不良与生长发育迟缓。

除血浆白蛋白减少之外，血浆中 IgG 等免疫球蛋白和补体、抗凝及纤溶因子、金属结合蛋白和内分泌激素结合蛋白也可能减少。免疫球蛋白和补体成分的丢失会使患者抵抗力降低，B 因子和 D 因子的丢失使患者对致病微生物易感性增加，在肾小球病理严重改变、蛋白尿及非选择性蛋白尿大量产生时更为显著。

激素结合蛋白的丢失会导致体内一系列内分泌和代谢紊乱。少数患者在临床上表现为伴发于肾病综合征的甲状腺功能减退，且该症状会随肾病综合征的缓解而消失。

（三）水肿

肾病综合征患者常出现严重的全身性水肿，其皮肤肿胀、苍白，呈凹陷性。肾病综合征水肿的发生机制为低白蛋白血症所致血浆胶体渗透压降低，导致水分由血管腔进入组织间隙。此外，部分患者有效循环血容量的不足会激活肾素－血管紧张素－醛固酮系统，从而促进水钠潴留。在静水压正常但渗透压降低的末梢毛细血管，可以出现跨毛细血管性液体渗漏和水肿。

同时有研究表示，部分肾病综合征患者的血容量并没有减少甚至可能增加，而血浆肾素水平保持正常或出现下降。这提示肾病综合征患者的水钠潴留并不依赖肾素－血管紧张素－醛固酮系统的激活，而是由肾脏原发的水钠潴留导致。

（四）高脂血症

患者表现为高胆固醇血症和（或）高三酰甘油血症，并可伴有低密度脂蛋白（low density lipoprotein，LDL）、极低密度脂蛋白（very low density lipoprotein，VLDL）及脂蛋白 a 的升高，高密度脂蛋白（high density lipoprotein，HDL）正常或降低。

其主要原因是肝脏脂蛋白合成增加和外周组织利用及分解减少。高胆固醇血症的发生与肝脏合成过多富含载脂蛋白 B 和胆固醇的 LDL，以及 LDL 受体缺陷导致 LDL 清除减少有关。高三酰甘油血症在肾病综合征患者中也较为常见，其原因多为三酰甘油分解减少。

三、病理类型及临床特征

（一）微小病变性肾小球病

病理检查中，光学显微镜下肾小球没有明显病变，近端肾小管上皮细胞可见脂肪变性。电子显微镜下特征性改变为广泛的肾小球脏层上皮细胞足突融合（图 2-6）。

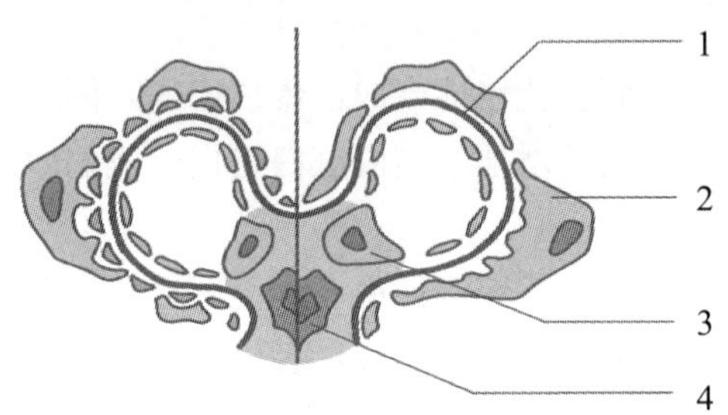

图 2-6　微小病变性肾小球病示意图

左：正常肾小球；右：病变肾小球；**1.** 基底膜；**2.** 上皮细胞足突融合；**3.** 内皮细胞；**4.** 系膜细胞

本病占成人原发性肾病综合征 5%～10%，儿童原发性肾病综合征 80%～90%。部分肿瘤（如霍奇金淋巴瘤等）和药物性肾损害（如锂制剂、非甾体抗炎药）也可导致类似改变。本病患者男性多于女性，儿童发病率较高，成人发病率相对较低，但是 60 岁后又出现发病小高峰。60 岁以上患者多出现高血压和肾损害。典型临床表现为肾病综合征，另约 15%的患者出现镜下血尿。

该病患者大多数对激素治疗敏感，一般使用激素 10～14 天开始利尿，蛋白尿在数周内可转阴，但容易复发。如长期反复发作或大量蛋白尿未能控制，则应注意病理类型是否发生改变，如发展为局灶节段性肾小球硬化或系膜增生性肾小球肾炎。

（二）系膜增生性肾小球肾炎

光学显微镜下可见肾小球系膜基质和系膜细胞弥漫增生（图 2-7），依据增生程度系膜增生性肾小球肾炎可分为轻度、中度、重度。疾病早期，肾小球毛细血管腔开放，肾小管、间质及血管均无病变；随疾病进展，肾小球毛细血管腔逐渐被高度扩张的系膜基质挤压而变得狭窄。免疫病理学检查可将本病划分为以 IgA 沉积为主的 IgAN 与以 IgG 或 IgM 沉积为主的非 IgA 系膜增生性肾小球肾炎，两者均常伴有 C3 沉积，少数患者仅出现 C3 沉积，极少数患者免疫荧光检查呈阴性。电子显微镜显示系膜及基质增生，在系膜区和（或）内皮下可见电子致密物颗粒样沉积。

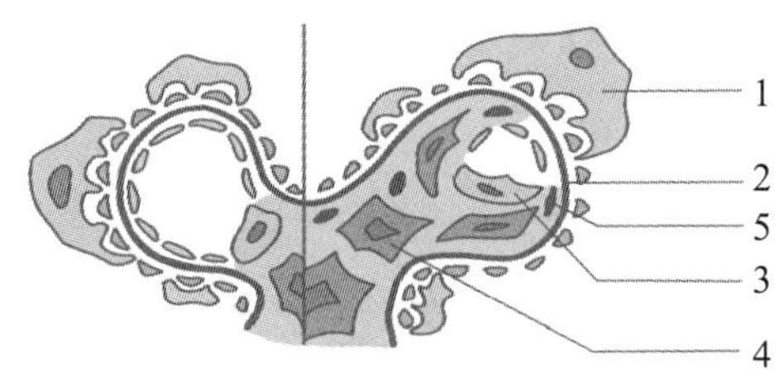

图 2-7 系膜增生性肾小球肾炎示意图

左：正常肾小球；右：病变肾小球；**1.** 上皮细胞；**2.** 基底膜；**3.** 内皮细胞；**4.** 系膜细胞；**5.** 免疫复合物

本病在我国约占原发性肾病综合征的 30%，发病率显著高于西方国家。患者男性多于女性，好发于青少年。其中约 50%患者存在前驱感染症状，可于上呼吸道感染后急性起病，甚至表现为急性肾炎综合征；部分患者为隐匿起病。

本组疾病中，IgAN 患者几乎均有血尿，约 15%的患者表现为肾病综合征；非 IgA 系膜增生性肾小球肾炎患者中约 70%伴有血尿，约 50%表现为肾病综合征。

多数患者对激素和细胞毒性药物反应良好，50%以上患者经激素治疗后可完全缓解，具体治疗效果与病理改变的轻重程度有关。

（三）局灶节段性肾小球硬化

光学显微镜下可见病变呈现局灶、节段分布，主要表现为受累节段硬化，相应肾小管萎缩和肾间质纤维化。免疫荧光显示 IgM 和 C3 在受累节段呈团块状堆积。电子显微镜显示肾小球上皮细胞足突广泛融合、基底膜塌陷，系膜基质增多与电子致密物沉积。

本病占原发性肾病综合征的 20%～25%。患者男性多于女性，多见于青少年，多为隐匿起病，部分病例可转变自微小病变性肾小球病。本病主要临床特点为大量蛋白尿和肾病综合征，发生率可达 50%～75%，约 75%患者伴有血尿。上呼吸道感染、预防接种或其他诱发因素可以使临床症状加重。多数患者确立诊断时伴有高血压与肾损害，且随病情进展而加重。少数病例起病时即存在肾功能减退，可见肾小管性酸中毒、氨基酸尿、肾性糖尿等肾小管功能异常的情况。

过去认为局灶节段性肾小球硬化对糖皮质激素治疗效果差，近年研究结果表明 50%患者治疗有效，只是起效较慢（平均缓解期为 4 个月）。

（四）膜性肾病

光学显微镜下可见肾小球弥漫性病变：早期仅在肾小球基底膜上皮侧见少量散在分布的嗜复红小颗粒（Masson 染色），进而出现钉突（嗜银染色），同时基底膜逐渐增厚（图 2-8）。也有部分膜性肾病病例在光学显微镜下肾小球基底膜形态完全正常，这时应通过免疫病理学检查或电子显微镜检查观察肾小球基底膜的特征性改变，以确定膜性肾病的病理变化。

免疫病理学检查可见 IgG 和 C3 呈细颗粒状沿肾小球毛细血管壁沉积。早期沉积物较少，在低倍镜下呈现连续性排列，随疾病发展则会变得较大、较为分散。电子显微镜早期可显示肾小球基底膜上皮侧存在排列整齐的电子致密物，常有广泛足突融合同时出现。

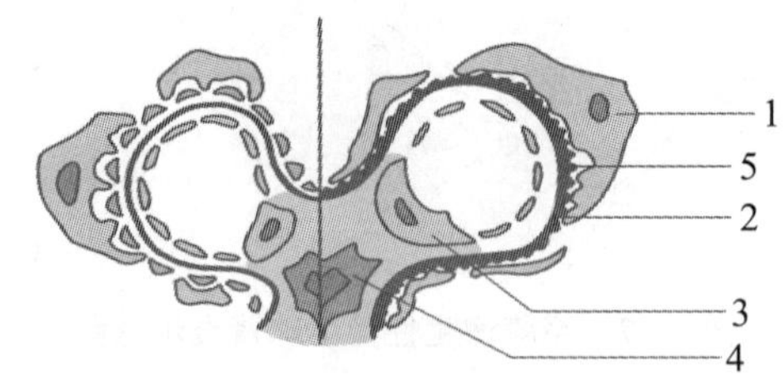

图 2-8　膜性肾病示意图

左：正常肾小球；右：病变肾小球；**1.** 上皮细胞；**2.** 基底膜；**3.** 内皮细胞；**4.** 系膜细胞；**5.** 免疫复合物

由于膜性肾病与其他自身免疫性疾病（如系统性红斑狼疮）、糖尿病等相关，且机体病变与肾小球内皮细胞抗体介导的大鼠 Heymann 肾炎模型的病变非常相似，所以认为该病可能是一种自身免疫性疾病。

部分病例中已明确的发病因素包括乙型肝炎病毒、丙型肝炎病毒、卡普托利、青霉胺、金制剂、非甾体抗炎药和牛胰岛素等，以及在烃和甲醛等有毒物质中的暴露。但仍有约 70％的病例尚未发现明确的发病因素。

本病男性多见，好发于中老年，发病高峰年龄为 50～60 岁，通常为隐匿起病。患者易发生血栓栓塞综合征，特别是肾静脉血栓形成，发生率约为 50％。

（五）系膜毛细血管性肾小球肾炎

光学显微镜下较常见的病理改变为系膜基质与系膜细胞弥漫重度增生，并可插入肾小球基底膜和内皮细胞之间，毛细血管袢由此呈现双轨征（图 2-9）。免疫病理学检查常见 IgG 和 C3 呈颗粒状在系膜区及毛细血管壁沉积。电子显微镜下系膜区和内皮下可见电子致密物沉积。

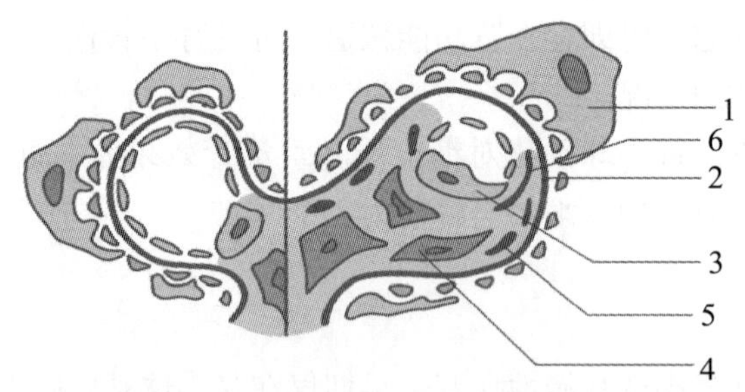

图 2-9　系膜毛细血管性肾小球肾炎示意图

左：正常肾小球；右：病变肾小球；**1.** 上皮细胞；**2.** 基底膜；**3.** 内皮细胞；**4.** 系膜细胞；**5.** 免疫复合物；**6.** 基底膜样物质

本病占我国原发性肾病综合征的 10％～20％，男女比例大致相等，好发于青少年。半数患者有上呼吸道前驱感染病史。贫血、肾损害及高血压常见，并且常呈现持续进行性发展。50％患者表现为肾病综合征，20％～30％患者表现为急性肾炎综合征，30％患者表现为无症状蛋白尿，并常伴有反复发作的镜下血尿或肉眼血尿。75％患者有持续性低补体血症。

本病尚无有效治疗方法，预后较差，病情持续进行性发展，约50％患者在10年内发展至终末期肾病。

四、并发症与防治

（一）感染

感染为肾病综合征的常见并发症，与免疫功能紊乱、蛋白质营养不良及应用糖皮质激素治疗有关。常见的感染有呼吸道感染、尿路感染、皮肤感染、腹泻等。病原微生物有细菌（包括结核杆菌）、病毒、真菌和支原体等。以肺炎双球菌最为常见，患者常常并发肺炎、原发性腹膜炎，严重者还可出现败血症。

预防感染应注意：①饮食卫生、口腔护理与皮肤清洁。②使用糖皮质激素与免疫抑制剂时应严格规范适应证、药量与疗程。

一旦发现感染，应及时选用对病原微生物敏感、强效且无肾毒性的抗生素进行积极治疗，如有明确感染灶应尽快去除。大量应用激素的过程中，合并的感染症状往往不易引起注意。发生难以控制的严重感染时应视患者具体情况考虑减少或停用激素。

（二）血栓和栓塞

有效血容量减少及高脂血症导致血液黏稠度增加，同时肝代偿性合成蛋白的增加也会引起机体凝血、抗凝和纤溶系统的失衡，患肾病综合征时血小板过度激活、糖皮质激素和利尿剂的应用等也会进一步加重血液的高凝状态，使肾病综合征患者容易出现血栓、栓塞并发症。

常见肾静脉血栓、肺栓塞、血栓性静脉炎和其他部位深静脉血栓形成。动脉血栓相对少见，但危险性大，如冠状动脉血栓、脑动脉血栓，可引起心肌梗死、脑梗死等严重后果。肾小球疾病的病理类型也与血栓、栓塞并发症有关。膜性肾病患者出现血栓、栓塞并发症的比例较高，为29％～60％，且易发生有临床症状的急性主干血栓、栓塞并发症，原因目前未明。

一般认为，低于20g/L的血浆白蛋白可提示高凝状态的存在，意味着应开始预防性抗凝治疗。尿蛋白>10g/d、高纤维蛋白原血症和低血容量也是对肾病综合征并发血栓、栓塞有临床预测价值的指标。常采用肝素、低分子量肝素皮下注射和口服华法林进行抗凝治疗。

治疗中，对已发生血栓、栓塞的患者应尽早（6小时内有最佳效果，但3天内仍然可能有效）给予链激酶或尿激酶全身或局部溶栓，配合抗凝治疗。抗凝药一般持续应用6个月以上。进行抗凝、溶栓治疗时应避免药物过量导致出血。

（三）急性肾损伤

有效血容量不足导致肾脏血流量下降可诱发肾前性氮质血症，扩容、利尿有恢复作用。少数病例可出现急性肾损伤。并发急性肾损伤的肾病综合征如处理不当可危及生命，若得到及时正确的处理，大部分患者有望恢复。治疗时，可采取袢利尿剂、血液透析、血液病治疗和碱化尿液等措施。

（四）蛋白质及脂肪代谢紊乱

长期低蛋白血症可以导致营养不良和患儿生长发育迟缓。免疫球蛋白的减少可使机体免疫力降低，容易发生感染；金属结合蛋白的丢失可使铁、铜、锌等微量元素缺乏；内分泌激素结合蛋白不足可诱发内分泌紊乱；药物结合蛋白减少可能影响某些药物的药代动力学，从而影响药物疗效。高脂血症使血液黏稠度增加，促进血栓、栓塞并发症的发生，同时可诱发心血管系统并发症，促进肾小管－间质病变的发生和肾小球硬化，以及促进肾脏病变的慢性进展。

在肾病综合征缓解前，通常难以完全纠正代谢紊乱，但有必要调整饮食蛋白和脂肪的量与结构，尽量减少代谢紊乱的影响。同时可使用减少尿蛋白、促进肝脏白蛋白合成、有降脂作用的药物。例如，对于主要表现为高胆固醇血症的患者，应选用他汀类药物（HMG－CoA 还原酶抑制剂），同时重点注意肝功能及肌肉损害的不良反应。对于以高三酰甘油血症为主要表现的患者，应选用氯贝丁酯类药物，用药期间需注意监测肝功能。

五、诊断与鉴别诊断

诊断的最主要条件是大量蛋白尿，一般 24 小时尿蛋白定量大于 3.5g 即可认定为大量蛋白尿，严重者可达 10～20g。亦存在个别患者长期尿蛋白定量维持在 3.5g/24h 以上而不出现肾病综合征。所以应根据患者个体差异，在一段时间动态观察后做出诊断。

具体诊断分为三个方面：①明确是否为肾病综合征。②确认病因，排除继发性疾病与遗传性疾病后，才能诊断为原发性肾病综合征，同时在无禁忌证的情况下应积极完成肾活检以做出病理学诊断。③判定有无并发症并确认肾功能情况。

诊断过程中，需要进行鉴别诊断的疾病主要包括乙型肝炎病毒相关性肾炎、狼疮肾炎、过敏性紫癜肾炎、糖尿病肾病、肾淀粉样变性和骨髓瘤性肾病。在排除继发性肾病综合征时，往往要依靠肾穿刺活检才能最终确诊。对于使用了不合格祛斑或美白美容护肤品、病理学诊断为微小病变性肾小球病或膜性肾病的年轻女性肾病综合征患者，需要注意排除汞中毒的可能。

六、治疗

（一）一般治疗

首先，肾病综合征患者立位时肾素－血管紧张素－醛固酮系统和交感神经系统处于兴奋状态，可加重水钠潴留，而卧位可增加肾脏血流量，有利尿的效果。故应注意适当休息，避免到公共场所，并注意预防感染。病情稳定者应注意适当活动，防止形成静脉血栓。

饮食方面，应给予 0.8～1.0g/(kg · d) 的优质蛋白饮食。保证充分热量，每天建议 126～147kJ/kg（即 30～35kcal/kg）。不主张患者摄入高蛋白饮食，因高蛋白饮食会增加肾小球高滤过、加重蛋白尿，促进肾脏病变进展。一旦出现氮质血症或肾衰竭，应在饮食中限制蛋白质摄入，将摄入量控制在50g/d左右。

水肿时应保持低盐（<3g/d）饮食或无盐饮食。除控制食盐外，还应计算一天饮食中食物内的含钠量，应在250～500mg/d。

同时，应少进富含饱和脂肪酸的饮食，同时多进富含可溶性纤维和多聚不饱和脂肪酸的饮食以减轻高脂血症。具体为使用植物油作为烹调油，适当限制蛋黄、动物内脏等高胆固醇食物，保证胆固醇摄入量不超过300mg/d，供给脂肪总量不超过70g/d且占总热量20%以下。

（二）对症治疗

1. 利尿消肿

原则是避免过快、过猛，以避免造成血容量不足，从而加重血液高黏滞倾向，诱发血栓栓塞并发症。可依具体情况使用噻嗪类利尿剂、袢利尿剂、保钾利尿剂、渗透性利尿剂等，同时注意避免导致低钠血症等不良后果。也可通过血浆或白蛋白等静脉输注方式提高血浆胶体渗透压，以促进组织中的水分回收并且利尿。

（1）噻嗪类利尿剂：常用的有氢氯噻嗪（50～100mg/d，分2～3次口服）。其主要通过抑制氯和钠在髓袢升支后段及远端小管前段的重吸收发挥利尿作用。长期使用需注意避免发生低钠血症、低钾血症。

（2）袢利尿剂：常用的有呋塞米（20～100mg/d，口服或静脉注射，严重者可用100～400mg/d静脉点滴）。其主要作用于髓袢升支，可抑制钠、钾和氯的重吸收。可通过静脉给药形式用于中、重度水肿伴或不伴体腔积液的患者，因此时患者肠道黏膜水肿，会影响口服药的吸收效果。长期使用需注意避免发生低钠血症、低钾血症和低氯血症。

（3）保钾利尿剂：常用的有螺内酯（20～120mg/d，分2～3次口服）和氨苯蝶啶（150～300mg/d）。其主要作用于远端小管后段，抑制钠和氯的重吸收，同时有潴钾作用，故适用于低钠血症患者。此药物单独使用效果较弱，与噻嗪类利尿剂合用可以增强效果并减少电解质紊乱。长期使用时应注意避免发生高钾血症，慎用于肾功能不全患者。

（4）渗透性利尿剂：常用制剂有高渗葡萄糖、甘露醇、低分子量右旋糖酐等。其主要通过提高血浆渗透压使组织间隙中的水分被吸收回血管内，使肾小管腔内处于高渗状态，由此减少钠与水的重吸收，达到利尿目的。对于少尿（<400mL/d）的患者应慎用甘露醇，避免甘露醇在肾小管腔内结晶使肾小管阻塞，造成急性肾衰竭。

（5）白蛋白：可提高血浆胶体渗透压，促进组织间隙中的水分被吸收回血管，从而发挥利尿作用，一般用于低血容量或利尿剂抵抗、严重营养不良的患者。但静脉使用白蛋白可增加肾小球高滤过与肾小管上皮细胞损伤，多数学者认为非必要时一般不宜多用。建议肾病综合征合并明确血容量不足、严重水肿与低白蛋白血症时可使用白蛋白，不建议长期连续使用。

2. 减少尿蛋白

持续性的大量蛋白尿可导致肾小球高滤过，加重肾小管—间质损伤和肾小球硬化，对肾小球疾病的预后有重要影响。已证实，尿蛋白的减少可有效延缓肾功能恶化。ACEI或ARB可以通过降低肾小球压、直接影响肾小球基底膜的大分子通透性，在不依赖降低全身血压的情况下减少尿蛋白。在使用 ACEI 或 ARB 降低尿蛋白时，应使用比一般常规降压更大的剂量以获得良好疗效。

（三）免疫抑制治疗

1. 糖皮质激素

糖皮质激素从 20 世纪 50 年代初开始用于原发性肾病综合征治疗，至今仍然为最常用的免疫抑制治疗药物。糖皮质激素可以通过抑制免疫炎症反应、抑制醛固酮与血管升压素的分泌、影响肾小球基底膜通透性等发挥其利尿与消除白蛋白的作用。使用原则：起始足量；缓慢减药；长期维持。根据对糖皮质激素的治疗反应，可以将患者分为激素敏感型（肾病综合征在用药 8～12 周内得到缓解）、激素依赖型（肾病综合征在减药到一定程度时即复发）和激素抵抗型（常规糖皮质激素治疗无效）三类。长期应用糖皮质激素的患者可出现药物性糖尿病、感染、消化道出血及溃疡穿孔等不良反应，应注意加强监测并及时处理。目前常用的药物为泼尼松。对于肝功能损害或泼尼松治疗效果不佳的患者，可选用甲泼尼龙或泼尼松龙，给药方式为口服或静脉滴注。地塞米松由于其半衰期长、不良反应大，现已较少使用。

2. 细胞毒性药物

细胞毒性药物包括环磷酰胺和苯丁酸氮芥。细胞毒性药物可用于前述激素依赖型或激素抵抗型患者，协同糖皮质激素治疗。如果没有激素禁忌，其一般不作为首选或单独治疗用药。

应用糖皮质激素及细胞毒性药物治疗肾病综合征可以有多种方案，原则上应在增强疗效的同时最大限度地减少不良反应。应结合患者的肾小球病理类型、年龄、肾功能与禁忌证等不同情况区别对待，制订个体化的治疗方案。

对于激素抵抗型及细胞毒性药物治疗无效的肾病综合征患者，亦有钙调神经蛋白抑制剂、环孢素、吗替麦考酚酯等可应用于免疫抑制治疗。其中，吗替麦考酚酯可抑制 T 淋巴细胞、B 淋巴细胞增殖，不良反应（如腹泻及胃肠道反应等）相对较少，偶有骨髓抑制（白细胞数量减少、贫血）作用，应注意免疫功能低下患者应用时可能出现卡氏肺孢子菌肺炎、腺病毒感染、巨细胞病毒感染等严重感染。该药物更确切的临床效果及不良反应还需要更多临床资料予以证实。

七、预后

在肾病综合征患者中，对治疗有较好反应的患者一般有着更好的临床转归情况，但这些患者可能出现多次复发。

综合而言，影响预后的主要因素有：

①病理类型：轻度系膜增生性肾小球肾炎和微小病变性肾小球病预后较好。重度系膜增生性肾小球肾炎、局灶节段性肾小球硬化及系膜毛细血管性肾小球肾炎预后较差。对具有异质性病变（如局灶节段性肾小球硬化）或微小病变性肾小球病的患者再次行肾活检后发现，26.7％的局灶节段性肾小球硬化患者在 3 年内发生终末期肾病，而微小病变性肾小球病患者在 6 年内只有 9.1％的患者出现这一情况。早期的膜性肾病有一定缓解率，晚期

难以缓解。

②临床表现：严重高血压、大量蛋白尿及出现肾损害的患者预后较差。

③糖皮质激素治疗效果：激素敏感型患者预后相对较好，激素抵抗型患者预后较差。

④并发症：反复感染致使肾病综合征经常复发的患者预后较差。

八、护理

（一）常见护理诊断/问题

（1）体液过多：与低蛋白血症致体内水钠潴留有关。

（2）营养失调：营养摄入量低于机体需要量。与大量蛋白尿及疾病后期食欲减退、饮食受限有关。

（3）有感染的危险：与低蛋白血症致机体抵抗力下降、应用激素和（或）免疫抑制剂有关。

（4）有皮肤完整性受损的危险：与水肿、营养不良有关。

（5）焦虑/恐惧：与疾病反复发作、担心预后不良有关。

（6）潜在并发症：血栓形成、心脑血管并发症、急性肾衰竭、营养代谢紊乱。

（二）护理计划/目标

（1）患者出院时水肿减轻或消退。

（2）患者出院时维持水、电解质及营养平衡。

（3）患者住院期间皮肤完整性未被破坏，无感染发生。

（4）患者焦虑减轻，舒适感增强。

（5）患者住院期间无严重并发症发生，或并发症被及时发现并得到有效治疗。

（三）护理措施

1. 病情观察

严密监测患者的生命体征、尿量及尿液性状的变化，准确记录 24 小时出入液量。观察患者水肿的部位、程度、性质，及时评估患者的活动耐受量，每天测量患者的体重、腹围。密切监测实验室检查结果，包括血清肌酐、血尿氮素、血清电解质、内生肌酐清除率、肾小球滤过率等。

2. 活动与休息

嘱患者卧床休息至水肿消退。指导患者进行下肢主动与被动活动，定期进行局部按摩，以防长期卧床增加深静脉血栓形成的风险。水肿减轻后可嘱患者进行简单的室内活动，尿蛋白定量下降到 2g/d 以下时可恢复适量的室外活动。

3. 维持营养平衡

（1）饮食护理：限制钠盐摄入，每天食盐摄入量不超过 3g，以减轻水肿。肾功能正常者，予 0.8～1.0g/（kg·d）富含必需氨基酸的优质动物蛋白；肾功能不全者，根据内生肌酐清除率调整蛋白质的摄入量。为防低蛋白饮食引起负氮平衡，每天保证患者摄入足够热量，热量应以不饱和脂肪酸和碳水化合物为主。若患者出现高脂血症，应增加富含可溶性膳食纤维素食物摄入量以降低血脂；注意维生素及微量元素（如钙、铁等）的供给。

（2）营养监测：观察并记录患者的进食情况，评估膳食的营养成分及结构是否合理，总热量是否达标。观察指甲、口唇及皮肤色泽，定期监测体重（水肿患者不适用）和上臂围，检测血白蛋白和血红蛋白的浓度变化。

4. 积极防治感染

（1）监测感染征象：密切监测患者生命体征，尤其注意体温有无升高；准确留取实验室标本，及时送检，监测白细胞计数及中性粒细胞计数；注意观察患者有无咳嗽咳痰、皮肤红肿、尿路刺激征等感染征象。

（2）预防感染：①向患者强调预防感染的重要性，避免去人多的公共场所，降低与传染病患者的接触概率。②保持病室环境清洁，定时通风，定期进行空气消毒。③严格执行无菌操作，医疗器械定期消毒灭菌。④加强生活护理，保持患者皮肤、口腔及会阴部的清洁，护理时动作轻柔，以防损伤皮肤及黏膜。

5. 维持皮肤完整性

具体护理措施参见本章第一节相关部分。

6. 药物治疗与护理

（1）抑制免疫反应与炎症反应为肾病综合征的主要治疗。

1）肾上腺糖皮质激素：目前常用药物为泼尼松，开始口服剂量 1mg/（kg·d），8～12 周后每 2 周减少原用量的 10%，当减至 20mg/d 时病情易反复，因此注意缓慢减量，最后以最小有效剂量 10mg/d 维持半年左右。激素可采用全天量顿服，维持用药期间两天量隔天 1 次顿服，以减轻激素的不良反应。

用药期间注意观察药物的疗效与不良反应。观察患者水肿的消长情况，监测尿蛋白的变化，以判断药物疗效。长期服用糖皮质激素可造成许多不良反应，如感染、向心性肥胖、高血压、消化性溃疡、骨质疏松、股骨头坏死等。在治疗期间应加强监护，一旦发现异常，需及时通知医生给予对症处理。

2）细胞毒性药物：常与激素合用。环磷酰胺为国内外最常用药物，应用剂量为 100～200mg/d，分 1～2 次口服，或隔天注射，总量达 6～8g 后停药。注射环磷酰胺时应严防药物外渗，选择粗大的静脉进行注射，务必保证药液在血管内，一旦有药液渗出应立即拔出针头，并行局部封闭，以防局部组织坏死。环磷酰胺的主要不良反应有骨髓抑制、中毒性肝损害、性腺毒性等，此外还可引起胃肠道反应和出血性膀胱炎，因此，在使用期间应嘱患者大量饮水，定期监测血象及肝功能。

3）环孢素：作为二线药物用于激素及细胞毒性药物无效的难治性肾病综合征。常用量为 3～5mg/(kg·d)，分 2 次空腹口服，服药期间需监测并维持其血药浓度谷值为 100～200ng/mL。服药 2～3 个月后缓慢减量，共服半年左右。常见的不良反应为肝肾毒性、高血压、牙龈增生及多毛等，用药期间应密切观察患者有无异常，定期监测肝肾功能。

（2）对症治疗。

1）利尿消肿：多数患者经使用肾上腺糖皮质激素和限水、限钠后可达到利尿消肿的目的，经上述治疗水肿不能消退者可用利尿剂。使用利尿剂期间应注意观察患者的尿量、体重、水肿部位及程度等，以评价药物疗效。长期使用利尿剂时，应定期监测血清电解质和酸碱平衡情况，及时调整药量，以防并发症的发生。

2）减少尿蛋白：用 ACEI 或 ARB 降尿蛋白期间应注意监测血压，以及时调整药量，防止出现低血压。

3）降脂治疗：首选 HMG-CoA 还原酶抑制剂（如洛伐他汀等），以延缓肾小球疾病的发展，降低心脑血管疾病的发生率。

（3）并发症的预防与治疗。

1）感染：一般不主张常规应用抗生素预防感染，但患者出现感染征象时应根据细菌培养结果选择敏感、强效及无肾毒性的抗生素及时控制感染。

2）血栓及栓塞：若患者血液出现高凝状态应给予抗凝药物如低分子量肝素，并辅以抗血小板药如阿莫西林。密切观察患者有无肢体肿胀、呼吸困难等症状，一旦出现血栓或栓塞应积极给予溶栓药物，并联合给予抗凝血药。

3）急性肾衰竭：利尿仍不能缓解且达到透析指征时需进行透析治疗。

7. 心理护理

为患者营造适宜的环境，认真倾听患者的内心感受，及时给予心理疏导，稳定其情绪。做好疾病宣教工作，介绍疾病的病因、临床表现及预后状况等相关知识，使患者及家属正确认识疾病。肾病综合征病程长，应注意鼓励患者树立信心，保持乐观情绪，积极配合疾病的治疗和护理。

8. 健康指导

（1）疾病知识指导：介绍本病相关知识，包括病因、临床表现及常见并发症等。告知患者预防疾病的方法，如注意保暖，避免感染，保持环境卫生，加强个人卫生等。向患者强调优质蛋白、高热量、高膳食纤维、低脂和低盐饮食的重要性，指导患者合理选择食物，控制每天的营养摄入量。嘱患者加强休息，避免劳累，水肿减轻后患者可进行简单的室内活动，尿蛋白定量下降到 2g/d 以下时可恢复适量的室外活动。

（2）用药指导与病情监测：告诉患者药物的名称、作用、用药途径及注意事项，向其强调遵医嘱正确服药的重要性，并教会患者观察药物的疗效和不良反应。告知患者不可擅自增减药物剂量或停用药物，应在医生指导下调整激素用量。此外，肾病综合征病程长，患者应坚持定期随访，监测水肿、尿蛋白和肾功能变化。

（四）护理评价

经过治疗和护理，患者是否达到：①水肿减轻或消退。②维持水、电解质及营养平衡。③皮肤完整性未被破坏，无感染发生。④舒适感增强。

第五节　慢性肾小球肾炎

慢性肾小球肾炎（chronic glomerulonephritis）简称慢性肾炎，基本临床表现为蛋白尿、血尿、高血压和水肿等，起病方式不同，并伴有不同程度的肾损害，部分患者将发展至终末期肾病。慢性肾炎是常见的肾小球疾病之一，患者可发展至终末期肾病，必须依靠透析或者肾移植来维持生命，其已成为心脑血管疾病、糖尿病之外的又一全球性公共健康问题。

一、病因

绝大多数慢性肾炎由不同病因的原发性肾小球疾病发展而来，但多数患者病因不明确。据统计，仅有15%～20%慢性肾炎由急性肾炎发展所致（直接迁延或临床痊愈若干年后再现）。大多数慢性肾炎患者无急性肾炎病史，故目前较多学者认为慢性原发性肾小球肾炎（chronic primary glomerulonephritis，CPGN）与急性肾炎之间无肯定关联，起始因素多为各种细菌、病毒或病原虫引发机体免疫介导炎症。此外，高血压、大量蛋白尿、高血脂等非免疫性因素也起到了重要作用。

二、病理类型与发病机制

由于慢性肾炎的病理类型及发病机制不同，主要临床表现各异，呈多样化。随着肾活检技术的发展，免疫病理及超微病理等现代检查方法的逐步应用，CPGN也可以按病理检验结果进行分类，主要包括以下几类。

（一）微小病变性肾小球病

微小病变性肾小球病发病机制尚无定论，可能与以下因素有关。

1. 免疫系统异常

该病的免疫异常，主要表现为细胞免疫和体液免疫异常导致的肾小球基底膜对血浆蛋白的通透性增加。相关研究显示，微小病变性肾小球病患者 CD_3^+、CD_4^+ T淋巴细胞明显减少，CD_8^+ T淋巴细胞明显增多。T淋巴细胞的异常导致了微小病变性肾小球病患者的免疫系统异常。

2. 活性因子

在微小病变性肾小球病患者外周血淋巴细胞中可发现一种可以增加血管通透性的活性因子（血管内皮生长因子），而在正常人外周血中则不会检测到。研究者推测血管内皮生长因子可能是微小病变性肾小球病患者产生大量蛋白尿的原因。研究证实，将体外培养的微小病变性肾小球病患者外周血淋巴细胞上清液注入大鼠尾静脉即可引起大量蛋白尿，从而证明血管内皮生长因子与微小病变性肾小球病发病有关。

（二）膜性肾病

膜性肾病的发病机制如下：

1. 致病抗原

M型磷脂酶A2受体（phospholipase A2 receptor，PLA2R）是存在于正常足细胞表面的膜蛋白。2009年，在特发性膜性肾病患者体内检测到抗PLA2R自身抗体，研究发现，在37例患者中，该抗体的检出率高达70%。若抗PLA2R抗体能更灵敏、检测更便捷，则可在未行肾活检时便可下特发性膜性肾病的诊断；而已行肾活检且诊断为膜性肾病，抗 PLA2R 抗体为阴性时，高度提示应寻找继发性病因。

2. 补体系统

C5b－9 是补体活化三条途径的共同终产物。大量的 C5b－9 可引发足细胞溶解，少量 C5b－9 则可导致足突消失、微丝变形等非溶解性损伤。C5b－9 插入细胞膜后，一方面造成足细胞 DNA 损伤，导致有丝分裂延迟；另一方面使得肾病蛋白与细胞骨架肌动蛋白解离。在这两方面因素的作用下活性氧被释放，脂质过氧化物反应启动，导致基底膜结构被破坏、增厚，从而出现了蛋白尿。

（三）系膜增生性肾小球肾炎

系膜增生性肾小球肾炎可分为 IgAN 和非 IgAN。以下主要对 IgAN 的发病机制进行阐述。

1. 遗传因素

研究发现，HLA－BW5、HLA－BW35、HLA－DR4、血管紧张素转换酶基因等可能与 IgAN 有关，进一步研究显示，IgA 与 3 号染色体短臂（3p 23－24）、转化生长因子 β、白细胞介素 1 受体阻滞剂基因、*Megsin* 基因突变等也存在着一定的联系。遗传性 IgAN 动物模型的建立也提示了遗传因素的重要地位。

2. 细胞因子失衡

白细胞介素 1、白细胞介素 6、肿瘤坏死因子在 IgA 患者血清中含量明显升高。这些细胞因子导致活性氧释放，电荷屏障破坏，血管内皮生长因子分泌增多，膜通透性增加，引起且加重蛋白尿。

（四）系膜毛细血管性肾小球肾炎

该病发病机制不明确，可能与免疫复合物有关，免疫复合物的不同分子量决定了它们不同的沉积部位，较小的可通过肾小球基底膜沉积于肾小球基底膜上皮侧，较大的由于不能通过肾小球基底膜只能沉积于系膜区，有部分可延伸至内皮与肾小球基底膜之间。现代研究认为该病与遗传有关，Ⅰ型系膜毛细血管性肾小球肾炎患者具有特殊 B 细胞同种抗原，而Ⅱ型患者常出现 HLA－B7。除此以外，Ⅰ型可能为免疫复合物病，Ⅱ型可能为免疫复合物及自身抗体性疾病。免疫复合物的沉积使得补体系统被激活，因而引发了破坏性炎症和凝血，目前认为 C3 途径可能是其主要的发病途径。

（五）局灶节段性肾小球硬化

哥伦比亚病理分型依据下局灶节段性肾小球硬化可分为 5 种亚型：塌陷型、顶端型、细胞型、门周型和非特异型。目前局灶节段性肾小球硬化在治疗上比较困难，其发病可能与以下几方面因素有关。

1. 遗传因素

局灶节段性肾小球硬化可能具有种族易感性，是非裔常见的病理类型。有人提出 *HLA－A1*、*B8*、*DR3*、*DR7* 为该病患者 HLA 的等位基因，还有报道称局灶节段性肾小球硬化可能为定位于 19q13 上的常染色体疾病。

2. 血流动力学改变

动物实验表明，5/6 肾切除或者单侧肾切除的动物模型，其残余肾单位代偿性肥大，肾小球毛细血管（包含入球小动脉）扩张，血浆流量和静水压增高，导致通过肾小球基底膜的可溶性分子增多，使得肾小球长期处于高灌注、高滤过、高跨膜压的状态，进一步加重肾损害。损伤后的内皮细胞可发生局部凝血和透明变性，并且引起炎症细胞浸润，激活各种细胞因子，刺激系膜细胞生成。渗透压的改变可导致蛋白漏出，使微血栓、微动脉瘤更易在肾小球内产生，进而导致系膜区扩张、硬化。

3. 高脂血症与脂质过氧化物

当肾脏局部存在高浓度的低密度脂蛋白胆固醇时，肾小球毛细血管内更易形成胆固醇血栓，加重肾小球内压力，从而促进炎症细胞浸润。其中巨噬细胞可与某些变异的低密度脂蛋白结合，并将其吞噬入内，致细胞内脂质堆积，变成充满脂质的泡沫细胞。泡沫细胞死后释放的细胞毒性物质可刺激炎症介质的产生，进一步加重损害。并且在机体缺氧或者抗氧化物缺乏的状态下，低密度脂蛋白被系膜细胞和巨噬细胞衍生的自由基氧化，成为氧化修饰的低密度脂蛋白，其也可促使炎症因子趋化。

4. 足细胞损伤

足细胞是一种增殖能力有限的高度分化细胞，是肾小球滤过屏障的重要组成部分，近来研究认为足细胞的损伤可能是局灶节段性肾小球硬化发病的关键。

（1）裂孔隔膜（slit diaphram，SD）复合体蛋白：裂隙素（nephrin）和足细胞素（podocin）是存在于 SD 复合体中的重要蛋白，已成为鉴别肾小球是否损害的标志性蛋白，它们的异常可引起足细胞足突广泛融合消失。维持 SD 复合体结构及功能的另一种重要蛋白 CD2AP，它的表达失调可引起足细胞骨架蛋白结构的变化。

（2）细胞骨架蛋白：研究表明，α－辅肌动蛋白 4 由 *ACTN*4 基因编码，该基因的变异可引起一种常染色体显性遗传性局灶节段性肾小球硬化。其蛋白突变体亚细胞定位异常、与肌动蛋白结合能力增强等，都可能是足细胞损伤发生的重要环节。

（3）膜蛋白：现已明确一种家族性局灶节段性肾小球硬化的发生与 *TRPC*6 基因突变有关，它主要是通过增高细胞内钙浓度而发生作用的。体外试验发现，*TRPC*6 过多表达可引起张力纤维减少，提示细胞内钙超载可能调节并修饰具有收缩功能的细胞骨架成分，从而导致足突消失甚至局灶节段性肾小球硬化的发生。

三、临床表现和实验室检查

（一）临床表现

根据临床表现不同，慢性肾炎可分为五种临床亚型。

1. 普通型

较为常见。病程迁延，病情相对稳定，多表现为轻度至中度的水肿、高血压和肾损害。尿蛋白阳性程度为（＋）至（＋＋＋），镜下血尿和管型尿等。病理改变以 IgAN、非 IgA 型系膜增生性肾小球肾炎、局灶系膜增生较常见，也可见于局灶节段性肾小球硬化等。

2. 肾病性大量蛋白尿型

除具有普通型的表现外，部分患者可表现肾病性大量蛋白尿，病理分型以微小病变性肾小球病、膜性肾病、系膜增生性肾小球肾炎、局灶节段性肾小球硬化等多见。

3. 高血压型

除具有普通型的表现外，以持续性中度血压增高为主要表现，特别是舒张压持续增高，常伴有眼底视网膜动脉狭窄、迂曲和动静脉交叉压迫现象，少数可有絮状渗出物和（或）出血。病理以局灶节段性肾小球硬化和弥漫性增生为多见，或晚期不能定型，多有肾小球硬化表现。

4. 混合型

临床上既有肾病型表现又有高血压型表现，同时多伴有不同程度肾功能减退征象。病理改变可为局灶节段性肾小球硬化和晚期弥漫性增生性肾小球肾炎等。

5. 急性发作型

在病情相对稳定或持续进展过程中，由于细菌或病毒等感染或过劳等，经较短的潜伏期（1～5 天）而出现类似急性肾炎的临床表现，经治疗和休息后可恢复至原先稳定水平或病情恶化，逐渐发生尿毒症；或是反复发作多次后，肾功能急剧减退，出现尿毒症的一系列临床表现。病理改变为弥漫性增生、肾小球硬化基础上出现新月体和（或）明显间质性肾炎。

（二）实验室检查

1. 尿液检查

尿液检查多为轻度尿异常，尿蛋白 1～3g/d，尿沉渣镜检中红细胞可增多，可见管型。经尿相差显微镜尿红细胞形态检查和（或）尿红细胞容积分布曲线测定可判定血尿性质为肾小球源性血尿。

2. 肾功能检查

患者肾功能正常或轻度受损（肌酐清除率下降），这种情况可持续数年甚至数十年。慢性肾炎患者可有不同程度的肾小球滤过率下降，早期表现为肌酐清除率下降，其后血清肌酐升高。可伴不同程度的肾小管功能减退，如远端肾小管尿浓缩功能减退和（或）近端肾小管重吸收功能减退。

3. 影像学检查与活检

B 超检查中早期肾脏大小正常，晚期可出现双肾对称性缩小、皮质变薄。肾脏活体组织检查可表现为原发的病理改变，这对于指导治疗和估计预后具有重要价值。

四、诊断与鉴别诊断

（一）诊断

患者尿检异常（蛋白尿、血尿）、伴或不伴水肿及高血压病史达 3 个月，无论有无肾损害均应考虑此病，在排除继发性肾小球肾炎及遗传性肾小球肾炎后，临床可诊断为慢性肾炎（图 2-10）。

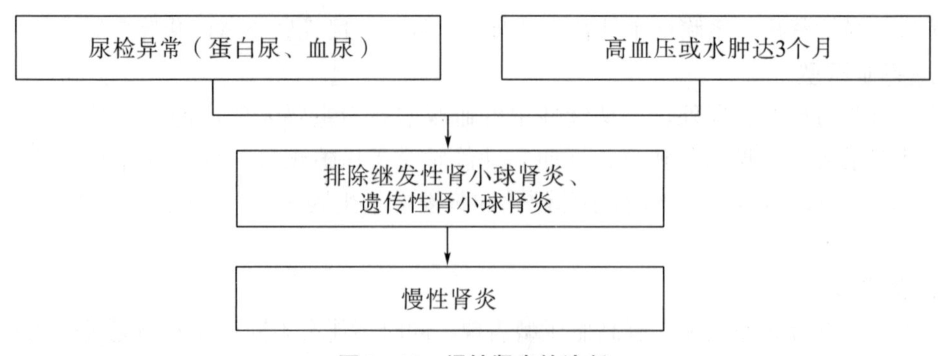

图 2－10　慢性肾炎的诊断

（二）鉴别诊断

慢性肾炎临床表现呈多样性，个体间差异较大，故要特别注意勿因某一表现突出而误诊。因此临床上应注意慢性肾炎的鉴别诊断。慢性肾炎主要应与下列疾病相鉴别（表 2－9）。

表 2－9　慢性肾炎的鉴别诊断

鉴别	鉴别依据
继发性肾小球疾病	如狼疮肾炎、过敏性紫癜肾炎、糖尿病肾病等，依据相应的病史、临床表现及特异性实验室检查，一般不难鉴别
Alport 综合征	常起病于青少年，常有家族史（多为 X 连锁显性遗传），患者可有眼（球形晶状体等）、耳（感觉神经性耳聋等）、肾（血尿，轻至中度蛋白尿及进行性肾损害等）异常
其他原发性肾小球疾病	①症状性血尿和（或）蛋白尿（隐匿性肾小球肾炎）：尿蛋白<1g/d，无水肿、高血压和肾功能减退； ②急性肾炎：有的慢性肾炎起病时较急，很像急性肾炎，但大多没有急性肾炎的特征表现：前驱感染距肾炎 1～3 周、一过性补体 C3 下降、自愈倾向，有助于鉴别
原发性高血压肾损害	血压明显增高的慢性肾炎需与原发性高血压肾损害（即良性小动脉性肾硬化症）相鉴别，后者先有较长期高血压，其后再出现肾损害，尿改变轻微（微量至轻度蛋白尿，可有镜下血尿及管型），常有高血压的其他靶器官（心、脑）并发症
慢性肾盂肾炎和梗阻性肾病	①多有反复发作的泌尿系统感染史，并有影像学及肾功能异常者，尿沉渣中常有白细胞，尿细菌学检查阳性，有助于鉴别； ②梗阻性肾病患者多有泌尿系统梗阻的病史，慢性者影像学常有多发性肾结石、肾盂扩张并积液、肾脏萎缩等征象

五、治疗

慢性肾炎早期应该针对其病理类型给予相应的治疗，如抑制免疫介导炎症、抑制细胞增生、减轻肾脏硬化。治疗以防止或延缓肾功能进行性恶化、改善或缓解临床症状及防治并发症为主要目的。

（一）积极控制高血压

积极控制高血压以防止肾功能减退或使已经受损的肾功能有所改善，防治心血管并发症，并改善远期预后。

1. 治疗原则

（1）力争达到目标值，如尿蛋白<1g/d 者，血压应该控制在 130/80mmHg 以下；如尿蛋白≥1g/d、无心脑血管并发症，血压应控制在 125/75mmHg 以下。

（2）降压不能过低、过快，保持降压平稳。

（3）一种药物从小剂量开始调整，必要时联合用药，直至血压控制满意。

（4）优选具有肾保护作用、能延缓肾功能恶化的降压药物。

2. 治疗方法

（1）非药物治疗：限制饮食钠的摄入，伴高血压者应限钠，降压药物应该在限制钠饮食的基础上进行，要调整饮食蛋白质与含钾食物的摄入、戒烟、限酒、减肥、适当锻炼等。

（2）药物治疗：可选用噻嗪类利尿剂，如氢氯噻嗪 12.5～25.0mg/d，肌酐清除率<30mL/min时，噻嗪类无效应改用袢利尿剂，一般不宜过多和长久使用。

常用的降压药物有 ACEI、ARB、长效钙通道阻滞剂（calcium channel blocker，CCB）、利尿剂、β受体阻滞剂等。多年研究证实，ACEI 或 ARB 除具有降低血压作用外，还有减少蛋白尿和延缓肾功能恶化的肾脏保护作用，后两种作用除通过肾小球血流动力学的特殊调节作用（扩张入球和出球小动脉，但对出球小动脉扩张作用大于入球小动脉），降低肾小球内高压、高灌注和高滤过，还能通过非血流动力学作用（如抑制细胞因子、减少细胞外基质的蓄积）减缓肾小球硬化的发展和保护肾脏。ACEI 和 ARB 为治疗慢性肾炎高血压和（或）蛋白尿的首选药物。肾功能不全患者应用 ACEI 或 ARB 要防止高血钾和血清肌酐升高，血清肌酐大于 264μmol/L 时务必在严密观察下谨慎使用，尤其注意监测肾功能和防止高血钾。少数患者应用 ACEI 有持续性干咳的不良反应，可以换用 ARB。

（二）减少尿蛋白

蛋白尿与肾功能减退密切相关，因此应该严格控制。ACEI 与 ARB 具有降低尿蛋白作用，其应用剂量常需要高于其常规降压所需剂量，但应预防低血压的发生。

（三）限制食物中蛋白及磷的摄入

肾功能不全患者应限制蛋白及磷的摄入，根据肾功能状况给予优质低蛋白饮食，同时控制饮食中磷的摄入。在进低蛋白饮食时，应适当增加碳水化合物的摄入以满足机体生理代谢所需能量要求，防止负氮平衡。低蛋白与低磷饮食可以减轻肾小球高压、高灌注与高滤过状态，延缓肾小球硬化。

（四）避免加重肾损害的因素

感染，低血容量，脱水，劳累，水、电解质及酸碱平衡紊乱，妊娠及应用肾毒性药物

（如氨基糖苷类抗生素、非甾体抗炎药、造影剂等），均可能损伤肾脏，应避免使用或者慎用。同时应注意肾功能进行性损害的危险因素，如蛋白尿、肌酐水平升高、未控制的高血压、持续的镜下血尿、广泛的肾小球或间质纤维化、活检可见新月体等。

（五）糖皮质激素和细胞毒性药物

由于慢性肾炎是包括多种疾病在内的临床综合征，其病因、病理类型及其程度、临床表现和肾功能等差异较大，故是否应用糖皮质激素和细胞毒性药物应根据具体情况确定。

（六）改善肾脏微循环

前列地尔是目前临床应用比较广泛的一种药物。慢性肾炎的一个发病原因是前列腺素E在肾组织中的浓度失衡，而前列地尔能够通过补充外源性的前列腺素 E_1 改善患者的肾组织血液流变学指标。同时，前列地尔是一种微血管保护剂，注射液中的前列腺素可增加肾脏血流量，有效扩张肾血管，减少蛋白尿。

（七）中西医结合治疗

近年来，中西医结合治疗慢性肾炎在临床上取得了较好的疗效，特别是在减少患者尿蛋白、尿红细胞，减轻水肿，改善肾功能，延缓病情进展方面取得了满意的疗效。大量学者研究出了不同的中西医结合治疗方案，并得到了临床证实。

例如，采用健脾益肾汤加减联合雷公藤总甙片治疗脾肾气虚型慢性肾炎，自拟方中黄芪为君药，具有益卫固表、补气升阳、利水消肿之功。臣以桂枝助黄芪化气利水，白术、茯苓健脾利湿，菟丝子温肾阳，女贞子滋肾阴。佐以丹参、益母草活血化瘀，牡丹皮清热凉血。炙甘草为使，调和诸药。诸药合用，全方共奏健脾益肾、活血利水之功。经治疗后治疗组的血清肌酐、血尿素氮水平明显降低，蛋白尿明显减少。

（八）对治疗过程中出现的氮质血症的治疗

（1）短期内出现氮质血症或第一次出现，或近期有进行性升高者均应卧床休息，限制过多活动。

（2）饮食与营养：对无明显水肿和高血压者不必限制水分和钠盐摄入，而适当增加水分摄入以增加尿量十分重要。对轻、中度氮质血症患者不限制蛋白摄入，以维持体内正氮平衡，特别是每天丢失蛋白量较多的患者更应重视。对大量蛋白尿伴轻度氮质血症患者可增加植物蛋白如大豆等的摄入。对重度氮质血症或近期内进行性氮质血症者适当限制蛋白摄入。

（3）关于尿量与尿渗透浓度：一般慢性肾炎氮质血症患者尿渗透浓度常在400mmol/L或以下，若每天尿量仅1L，则不足以排出含氮溶质，故应要求尿量在1.5L或以上，适当饮水或喝淡茶可达到此目的，必要时可间断服用利尿剂。

（九）对治疗过程中出现的高尿酸血症的治疗

少数慢性肾炎氮质血症患者合并高尿酸血症。血尿酸增高与内生肌酐清除率降低并不呈比例，说明高尿酸血症不是氮质血症的结果，使用别嘌呤醇降低血尿酸可改善肾功能，但剂量宜小，用药时间要短，减药要快。不宜用增加尿酸排泄的药物。

六、预后

慢性肾炎病情迁延，病变均为缓慢进展，最终进展至慢性肾衰竭。病变进展速度差异很大，主要取决于肾脏病理类型和严重程度、是否采取有效的延缓肾功能恶化的措施、治疗是否恰当及是否避免各种危险因素等。如果某病因引起的继发性膜增生性肾小球肾炎可治愈，则预后良好。一般而言，膜增生性肾小球肾炎的长期预后较差。50%的患者在10年内、90%在20年内发展为终末期肾病。

影响慢性肾炎预后的因素如下：

（一）病理因素

（1）病理类型：轻度系膜增生性肾小球肾炎预后良好，重度系膜增生性肾小球肾炎及膜增生性肾小球肾炎、局灶节段性肾小球硬化的预后较差；膜性肾病则预后较好，进展缓慢。

（2）慢性化指标：纤维性新月体的数目、肾小球硬化的数目、间质纤维化程度及肾小管萎缩程度与预后相关。

（3）肾内血管疾病病变严重的患者预后较差。

（二）临床因素

（1）持续大量蛋白尿和持续血尿者，肾功能恶化较快。

（2）血压高且无法控制者及肾功能减退者预后差。

（3）肾小管间质损害的征象，如肾性贫血、夜尿增多、肾性失钠、范科尼综合征、肾小管酸中毒等明显的患者预后较差。

（三）饮食因素

患者若不注意合理饮食，高蛋白饮食可加快慢性肾炎的发展。

七、护理

（一）常见护理诊断/问题

（1）营养失调：摄入营养量低于机体需要量，与限制蛋白摄入、长期蛋白尿致蛋白丢失过多有关。

（2）体液过多：与肾小球滤过率下降、水钠潴留等因素有关。

（3）活动无耐力：与低蛋白血症、水肿有关。

（4）焦虑：与缺乏疾病相关知识、疾病反复发作及预后不良有关。

（5）潜在并发症：慢性肾衰竭。

（二）护理计划/目标

（1）患者出院时营养维持平衡。

（2）患者出院时水肿程度减轻或消失，水、电解质基本保持平衡。

（3）患者能遵医嘱准确服用药物。

（4）患者焦虑减轻，舒适感增强。

（5）患者能正视自己的疾病，主动配合治疗和护理。

（6）患者住院期间无严重并发症发生，或并发症被及时发现并得到有效治疗。

（三）护理措施

1. 病情观察

严密监测患者的生命体征，准确观察并记录24小时出入液量。观察患者水肿的部位、程度、性质及尿量、尿液性状的变化。密切监测实验室检查结果，包括尿常规、血清肌酐、血清电解质、肾小球滤过率、内生肌酐清除率等。

2. 维持营养平衡

（1）饮食护理：为减轻慢性肾炎患者肾小球毛细血管高灌注、高压力和高滤过状态，延缓肾小球硬化和肾功能减退，宜给予患者优质低蛋白、低磷饮食。热量摄入不低于30kcal/(kg·d)，避免因低蛋白饮食而造成的负氮平衡。同时应注意补充维生素及对食欲有刺激作用的锌元素。水肿、高血压及心力衰竭者，限制钠盐摄入，除有明显水肿外，不必严格限制水分摄入。

（2）静脉补充营养素：遵医嘱静脉补充必需氨基酸。

（3）营养监测：观察并记录患者的进食情况，评估膳食的营养成分及结构是否合理，总热量是否达标。观察指甲、口唇及皮肤色泽，定期监测体重（水肿患者不适用）和上臂围，检测血白蛋白和血红蛋白的浓度变化。

3. 药物治疗与护理

（1）积极控制高血压和减少尿蛋白：积极治疗高血压和减少尿蛋白以延缓肾功能的恶化。理想的血压控制水平视尿蛋白程度而定。尿蛋白的治疗目标为争取减少至1g/d。

1）利尿剂：慢性肾炎引发的高血压主要是水钠潴留引起的容量依赖性高血压，故经过休息、限制水盐摄入和利尿，大部分患者的血压可下降至正常范围。利尿剂首选噻嗪类，如氢氯噻嗪。肾功能较差、噻嗪类无效时应改用袢利尿剂，但一般不宜过多、长久使用。长期使用利尿剂时，应定期监测血清电解质和酸碱平衡情况以防发生低钾血症、低钠血症、低氯性碱中毒。

2）降压药物：首选降压药物为ACEI和ARB。

（2）血小板解聚药物：大剂量双嘧达莫（300～400mg/d）、小剂量阿司匹林（40～300mg/d）有抗血小板聚集作用，对系膜毛细血管性肾小球肾炎有一定的降尿蛋白作用。

（3）糖皮质激素：若患者肾功能正常或仅轻度受损，肾脏体积正常，病理类型较轻，尿蛋白较多，在无禁忌的前提下可试用，无效者逐步撤去。长期服用糖皮质激素可造成许多不良反应，如感染、肥胖、高血压、消化性溃疡、精神异常、骨质疏松、低血钾等。在用药期间应密切观察患者有无异常，做到及时处理，并告诉患者导致上述不良反应的原因是长期服用糖皮质激素而引起的类肾上腺皮质功能亢进，停药后可自行消退，不必焦虑。

4. 防治引起肾损害的各种因素

（1）防治感染：上呼吸道感染可使慢性肾炎急性发作，导致肾功能急剧恶化，应注意防治。

（2）禁用肾毒性药物：常见的肾毒性药物有磺胺药、两性霉素、氨基糖苷类抗生素（包括链霉素、新霉素、庆大霉素等）、头孢菌素等。此外患者应避免服用含马兜铃酸的中药。

（3）及时治疗可导致肾损害的疾病，如高脂血症、糖尿病、高尿酸血症等。

5. 健康指导

（1）疾病知识指导：向患者及家属介绍疾病的特点，使其掌握疾病的临床表现以及时发现病情变化。告知患者尽量避免引起肾损害的因素，如感染、妊娠、劳累、接种疫苗和应用肾毒性药物等，积极治疗可导致肾损害的疾病。

（2）饮食与休息：向患者解释优质低蛋白、低磷、低盐、高热量饮食的重要性，指导患者根据病情合理选择食物，控制每天营养摄入量。嘱患者避免劳累，注意休息，以增加肾脏血流量，延缓肾功能减退。

（3）用药指导与病情监测：向患者及家属介绍各类降压药物、血小板解聚药物的使用方法，使其的注意事项，学会观察药物疗效与不良反应。告知患者慢性肾炎病程长，需定期监测疾病相关指标，包括血压、水肿、肾功能等。一旦出现水肿或水肿程度加重、尿液泡沫增多或发生急性感染，应及时就诊。

（四）护理评价

经过治疗和护理，患者是否达到：①营养维持平衡。②水肿程度减轻或消失，水、电解质基本保持平衡。③能遵医嘱准确服用药物。④能正视自己的疾病，主动配合治疗和护理。

第三章　继发性肾病

第一节　狼疮肾炎

系统性红斑狼疮（systemic lupus erythematosus，SLE）是一种累及全身多系统、器官的自身免疫性疾病，发病率约为 50/10 万人，我国的 SLE 发病率约为 70/10 万人。SLE 好发于青年女性，男女之比约为 1∶9，也可见于老年人和儿童。

狼疮肾炎（lupus nephritis，LN）是 SLE 的肾损害，是 SLE 常见且严重的临床表现之一。25%狼疮肾炎的患者以肾脏受累为首发症状，经肾活检证实超过 90%的 SLE 患者存在不同程度的肾损害。LN 是我国终末期肾病的重要病因之一。

一、发病机制

免疫复合物形成与沉积是引起 LN 的主要机制。循环中抗 ds-DNA 抗体等自身抗体与相应抗原结合形成免疫复合物后，沉积于肾小球；或循环中抗 ds-DNA 抗体直接与沉积于肾脏的抗原相结合；或循环中自身抗体与肾小球内在抗原结合形成原位免疫复合物，沉积的免疫复合物激活补体，引起炎症细胞浸润、凝血因子活化及炎症介质释放，导致肾损害。近年来有关 SLE 和 LN 的临床资料总结和动物试验的开展为 LN 发病机制的研究提供了大量证据。

（一）遗传易感性

LN 患者中有家族史者占 0.4%～3.4%，近亲发病率高达 5%～12%，同卵双胞胎发病率可达 69%。研究者通过采用 SLE 易感小鼠开展遗传学实验，小鼠基因组的 98%以上信息已被破解，揭示了一些遗传的基本规律。

（1）多个染色体上的 DNA 区域与疾病相关。

（2）一些基因位于主要组织相容性复合体区域，另一些则不。

（3）发生 LN 需要 3 个或 3 个以上的基因参与。

（4）存在抑制性基因，可以抑制多个 SLE 易感基因的小鼠发病。

表达低亲和力受体基因型的患者，因其有效清除机体免疫复合物的能力下降，导致免疫复合物在血液循环中长期滞留并沉积于组织，所以更易发生 LN。

（二）自身抗体形成

SLE免疫异常的核心就是自身抗体的形成。抗核抗体（anti－nuclear antibody，ANA）是这些自身抗体中最具有特征性的，约95%以上的SLE患者ANA阳性。在ANA中，抗DNA抗体与LN的关系密切。这些抗体可与DNA、RNA、核蛋白和蛋白核酸复合物结合。已有的研究结果表明，抗DNA抗体参与LN的发生。然而，并非所有抗DNA抗体都会导致肾炎，现有临床资料表明，一些活动性肾炎的SLE患者血中抗DNA抗体是阴性的，而某些持续抗DNA抗体高滴度的患者却没有出现肾损害。

（三）免疫复合物沉积

SLE的肾损害不尽相同，包括免疫复合物介导的肾小球疾病、肾小管间质性肾炎、血管炎等。其中免疫复合物介导的肾小球疾病最为常见。多种因素影响肾脏的免疫复合物沉积，包括免疫复合物大小、所带电荷的价数以及抗原的大小。大的、完整的免疫复合物或带有负电荷的抗原，因其不能通过肾小球基底膜的阴离子电荷屏障，常沉积于系膜和内皮下区，激活补体产生C3a及C5a，进一步趋化中性粒细胞和单核细胞，诱发炎症反应。

（四）参与狼疮肾炎的细胞因子

相关研究中，LN研究对象的肾实质细胞以及浸润的单核细胞过度表达生长因子和趋化因子等。这些细胞因子的作用包括促进细胞生长、趋化细胞浸润、诱导黏附因子表达、增强细胞活化和增殖、促进组织纤维化。巨噬细胞在启动和促进肾损害中发挥重要作用。巨噬细胞集落刺激因子和粒细胞－巨噬细胞集落刺激因子可促进LN炎症区的巨噬细胞增生和分化。

二、病因

目前主要认为SLE是由多因素所致，如遗传、病毒感染、免疫异常、阳光或紫外线的照射、某些药物诱发及雌激素等。

（一）免疫遗传缺陷

SLE的发生与遗传因素有关，有明显家族聚集倾向。在对SLE患者的HLA系进行广泛研究后，发现与SLE密切相关的基因主要在HLA的某些基因位点上。研究证实人群中具有单倍体型HLA－B8/DR2者较易产生细胞及体液的超敏免疫反应，这可能是T细胞、B细胞及抗原呈递细胞上HLA编码的多态性所致，表现为抑制性T细胞功能低下，自身抗体及球蛋白增高。现在有人认为SLE易感基因为T细胞抗原受体不同结构的基因。近来研究发现T细胞B链的一些多肽结构与HLA－DR在同一个体中同时出现，提高了SLE发病的可能性。另外，SLE还存在多种补体缺陷，如C2C1qC1r、C1sC4、C5、C8和Bf、TNF、C1酯酶抑制因子缺乏等。这些补体成分或遗传基因的缺陷，均可影响补体传统激活途径，增加机体对感染等激发因子的敏感性而与SLE易感性相关。

（二）药物

多种药物与 SLE 发病有关，但致病机制各不相同。

（1）诱发 SLE 症状的药物有青霉素、磺胺类、保泰松、金制剂等。这类药物进入体内，先引起变态反应，然后激发狼疮素质，或使潜在的 SLE 患者发病，或使患有 SLE 者病情加重，停药不能阻止病情发展。

（2）引发狼疮样综合征的药物有肼屈嗪、普鲁卡因胺、氯丙嗪、苯妥英钠、异烟肼等。这类药物长时间大剂量使用后，患者可出现 SLE 的临床症状和实验室改变，但发病机制尚不清楚。有人认为氯丙嗪在紫外线照射后与可溶性核蛋白结合增强其免疫性，肼屈嗪与可溶性蛋白结合在体内能增强自身组织成分的免疫原性。此类患者在停药后症状能自行消退或残留少数症状不退。随着新药物的不断出现，也有人认为药物可作为外源性载体，与宿主组织决定簇结合，诱发自身抗体产生。因此，临床使用药物时应注意药物性狼疮的发生。

（三）慢性感染

常见者为慢性病毒感染。电子显微镜下发现 SLE 患者组织中有管网状包涵体，与副黏病毒的核蛋白及核心的管状结构相似，但进一步研究认为这是一种细胞损害的非特异性表现。也有人从 SLE 患者肾小球内皮细胞质、血管内皮细胞、皮损中发现了类似包涵体的物质。但从含包涵体样物质的组织中还未能分离出病毒，故这些物质与病毒感染关系有待证实。在 SLE 患者中，存在多种高滴度的抗病毒抗体，如抗麻疹病毒、抗风疹病毒、抗副流感病毒、抗 EB 病毒、抗流行性腮腺炎病毒等抗体。在患者血清中还有 ds−DNA、ds−RNA 和 RNA−DNA 等反转录病毒的抗体。也有人提出 SLE 的发病与 C 型 RNA 病毒有密切关系。总的来讲，不少迹象说明病毒感染可能是 SLE 的病因之一，但尚未证实病毒感染与 SLE 患者的免疫调节异常及发生自身免疫有关。此外，也有人认为 SLE 的发病与结核杆菌或链球菌感染有关。

（四）物理因素

约 1/3 SLE 患者对日光过敏，紫外线能诱发皮损或使原有皮损加剧，少数病例还可诱发或加重系统性病变。正常人皮肤组织中双链 DNA 经紫外线照射后可发生二聚化，形成胸腺嘧啶二聚体，去除紫外线照射后可修复解聚，而 SLE 患者则无法修复二聚化 DNA，过多的胸腺嘧啶二聚体可能成为致病性抗原。也有人认为紫外线照射可使皮肤细胞受损，抗核因子得以进入细胞，与细胞核发生作用，导致皮损。另外，X 线照射、寒冷、强烈电光照射也可诱发或加重 SLE。

（五）饮食因素

含有补骨脂素的食物，如芹菜、无花果、欧洲防风等，具有增强 SLE 患者光敏感的潜在作用；含有联胺基因的蘑菇、烟熏食物、食物染料及烟草等可诱发药物性狼疮；含有 L−刀豆凝集素的苜蓿类的种子或新芽及其他豆荚类等也可诱发狼疮。限制热量及脂肪酸的摄入可降低鼠狼疮的严重程度，推测此举可能对 SLE 患者有益。

三、病理分型

LN 病理分型见表 3－1。

表 3－1　LN 病理分型

病理分型	病理表现
Ⅰ型	系膜轻微病变性 LN，光学显微镜下正常，免疫荧光检查可见系膜区免疫复合物沉积
Ⅱ型	系膜增生性 LN，系膜细胞增生伴系膜区免疫复合物沉积
Ⅲ型	局灶性 LN（累及<50％肾小球）。A：活动性病变；A/C：活动性伴慢性病变；C：慢性病变
Ⅳ型	弥漫性 LN（累及≥50％肾小球）。S：节段性病变（累及<50％肾小球毛细血管袢）；C：球性病变（累及≥50％肾小球毛细血管袢）
Ⅴ型	膜性 LN，可以合并发生Ⅲ型或Ⅳ型，也可伴有Ⅵ型
Ⅵ型	终末期硬化性 LN，≥90％肾小球呈球性硬化

表 3－1 中对 LN 的分型强调了临床和病理的紧密联系：光学显微镜检查、免疫病理学检查和电子显微镜检查均为正常的肾活检标本，不再诊断为 LN；Ⅲ型和Ⅳ型 LN，强调了活动性病变和非活动性病变、节段性病变和球性病变；Ⅴ型 LN，当混有Ⅲ型和Ⅳ型病变时，可直接诊断为Ⅲ＋Ⅴ和Ⅳ＋Ⅴ；Ⅵ型 LN 应与弥漫性球性硬化性 LN 相鉴别。

四、临床表现及症状

（一）SLE 肾外表现

1. 一般症状

大多数患者可出现全身乏力、体重下降、消瘦的表现。90％的患者有发热，其中 65％作为首发症状。热型不定，可为间歇热、弛张热、稽留热或慢性低热。

2. 皮肤黏膜损害

50％的患者可出现蝶形红斑（图 3－1），即鼻梁和双颧颊部呈蝶形分布的水肿性红斑（鼻唇沟处无皮损），可有毛细血管扩张和鳞屑，渗出严重时可有水疱和痂皮，红斑消退后一般不留瘢痕。20％～30％的患者可出现盘状红斑，多位于暴露部位的皮肤，为环形、圆形或椭圆形的红色隆起斑片，表面可覆有鳞屑及角质栓，消退后常留有瘢痕。蝶形红斑和盘状红斑均为 SLE 的特征性皮损，日光或紫外线照射会加重。50％～71％的患者可出现脱发，其是 SLE 的灵敏指标之一。约 50％的患者可出现血管性皮肤病变，为小血管及毛细血管炎症或痉挛所致，包括网状青斑、血管炎性皮肤损害、雷诺现象、甲周红斑、荨麻疹样皮损、冻疮样皮损及毛细血管扩张等。7％～14％的患者可出现黏膜糜烂或无痛性溃疡。

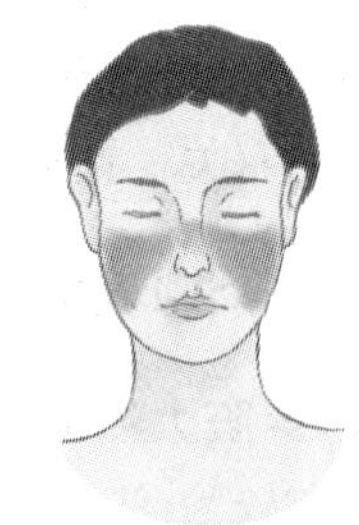

图 3－1　蝶形红斑

3. 关节和肌肉病变

约95%的患者可出现关节疼痛和关节炎，常见于四肢小关节。5%～10%的患者有无菌性股骨头坏死，多因长期、大量、不规则使用激素所致。半数患者有肌痛和肌病，甚至出现明显的肌无力症状或肌肉萎缩。关节肌肉病变常与病情活动有关。

4. 肺和胸膜病变

28%～50%患者可出现胸膜炎、胸膜腔积液，积液多为黄色渗出液，以单核细胞为主，需与结核性胸膜炎相鉴别。有人认为胸腔积液ANA滴度≥1/160，或胸腔积液/血清滴度≥1，或抗Sm抗体阳性有助于SLE胸腔积液的诊断。2.7%～10.1%的患者有急性狼疮性肺炎，死亡率较高，主要死因是呼吸衰竭和肺栓塞。急性狼疮性肺炎缺氧症状较重，X线检查表现为双肺弥漫性斑点状阴影，以下肺野偏多，阴影变化大，大剂量激素治疗效果明显。

5. 心血管系统病变

50%～55%的SLE患者可合并心脏病变，包括心包炎、心肌炎、心瓣膜病变、心律失常和高血压。

6. 血液系统病变

0～75%的患者出现正细胞正色素性贫血，可为自身免疫性溶血性贫血，部分与炎症、肾功能不全、失血、饮食失调、药物作用等有关。50%～60%的患者可出现白细胞减少，多在4.0×10^9/L以下，淋巴细胞减少症（<1.5×10^9/L）更多见于疾病活动期。20%～50%的患者可并发轻度的血小板减少，多在（50～150）$\times10^9$/L，5%～10%的患者可为50×10^9/L以下，这是SLE病情活动的常见临床表现。此外，25%的SLE患者存在多种狼疮抗凝物质，导致凝血功能异常。

7. 胃肠道症状

25%～50%的患者可出现食欲不振、恶心、呕吐、腹痛、腹泻。30%的患者可有肝大和肝功能异常。少数有脾大。

8. 神经系统症状

50%～60%的患者可出现神经系统症状，包括精神异常（如抑郁、躁狂、智能缺陷、精神错乱等）、癫痫、偏瘫、偏头痛、舞蹈病、外周神经炎及视网膜病变等，多数与狼疮病情活动有关，预后差，是SLE的重要死亡原因。

（二）SLE肾脏表现

1. 肾脏大体表现

蛋白尿为SLE患者最常见的肾脏表现。大量蛋白尿乃至肾病综合征可见于弥漫增生性和（或）膜性LN。多数患者有镜下血尿，肉眼血尿主要见于袢坏死和新月体形成的患者。增生性病变为主或急性肾功能不全的患者，肾脏肿胀，多灶性出血。慢性肾功能不全患者，则可呈现颗粒性固缩肾。

2. 光学显微镜表现

（1）系膜细胞增生及基质增生：是系膜区免疫复合物沉积导致的最初反应。LN中细胞增生的分布不规则，轻度增生时可仅累及某些肾小球的某个节段。除系膜细胞外，内皮细胞及上皮细胞也常发生增生。

（2）纤维素样坏死：坏死常累及肾小球的某个部分，如某个小叶。坏死节段中可见固缩的核碎屑及中性多核白细胞，有时亦可见到苏木素小体。

（3）毛细血管内透明血栓：这种改变多见于较重的弥漫增生性病变的肾脏，但也可出现于局灶增生甚至系膜增生性 LN 中。透明血栓充塞于毛细血管腔中，紧贴于毛细血管壁。有透明血栓形成者，容易演化为肾小球硬化。

（4）嗜复红蛋白沉积：肾小球中多部位出现免疫复合物沉积（光学显微镜下为嗜复红蛋白）是 LN 的标志性病变。系膜区的免疫复合物沉积常伴有系膜细胞增生及基质增生。大量免疫复合物沉积于内皮下使毛细血管的管壁僵硬，发生折光。

（5）肾小球硬化：狼疮进展期肾小球可显示严重及广泛的损伤，可表现为 1～2 个小叶的节段性硬化或累及整个肾小球的硬化。常见球囊粘连，终末期可见大部分肾小球呈球性硬化。

（6）近曲小管透明小滴形成：近曲小管上皮细胞的胞质内出现许多圆形红染小滴，这是血浆蛋白质经肾小球滤出而又被近曲小管上皮细胞吞饮的结果，多见于大量蛋白尿患者。

（7）肾小管萎缩、间质炎症细胞浸润及纤维化：肾小管萎缩、间质炎症细胞（淋巴细胞、单核细胞、浆细胞及组织细胞）浸润及纤维化，可以是肾小球硬化缺血的结果，也可以来自免疫介导性间质肾炎。

（三）免疫病理表现

LN 是一种长期慢性的自身免疫性疾病，具有多种自身抗原和自身抗体，所以免疫复合物的沉积部位和性状多样，如果 IgG、IgA、IgM、C3、C1q（或 C4）和纤维蛋白原相关抗原（fibrinogen related antigen，FRA）都高强度地沉积于肾脏，则称为“满堂亮”现象。

五、实验室检查和其他检查

（一）尿常规检查

尿液成分变化对 LN 的诊断和疗效观察均有重要意义。LN 患者可出现血尿、蛋白尿、白细胞尿和管型尿，肾功能不全时可有尿比重下降及尿毒症表现，尿素氮、肌酐均明显升高。

（二）血常规检查

血液系统受累的 LN 患者可出现：红细胞减少、血红蛋白减少；白细胞减少，可在 $4.0\times10^9/L$ 以下，用较大剂量激素治疗的患者，可有白细胞和中性粒细胞数升高；血小板减少，常在 $100\times10^9/L$ 以下。

（三）自身抗体检查

LN 患者血液中会出现多种自身抗体。

1. ANA

阳性率高，达 95%，特异度约 70%，可作为良好的筛选指标，周边型或均质型对

SLE 诊断意义较大，而斑点型和核仁型可见于其他的结缔组织病。当 ANA 滴度≥1/80 时对诊断颇有特异性。

2. 抗 ds－DNA 抗体

未经治疗的 SLE 患者抗 ds－DNA 抗体阳性率约为 72%，特异度较高，可达 96%，仅偶见于舍格伦综合征、类风湿关节炎及慢性活动性肝炎。抗 ds－DNA 抗体的浓度变化对判别 SLE 活动有一定价值。

3. 抗 Sm 抗体

阳性率低，仅见于 25%的 SLE 患者，但特异度极高，可达 99%。

4. 抗组蛋白抗体

阳性率为 25%～60%，特异度较高，药物性狼疮 90%阳性，偶可见于类风湿关节炎及舍格伦综合征等。

5. 抗 SSA（Ro）及抗 SSB（La）抗体

两种抗体对诊断 SLE 的灵敏度和特异度均较差，主要见于舍格伦综合征患者。

6. 其他抗体

SLE 患者还可有抗 RNP 抗体、抗磷脂抗体、抗中性粒细胞胞质抗体、抗红细胞抗体、抗血小板抗体、抗淋巴细胞抗体、抗骨骼肌细胞抗体、抗平滑肌细胞抗体、抗甲状腺上皮细胞抗体等。

（四）肾活检和皮肤狼疮带试验

肾活检结合免疫荧光和电子显微镜检查对 SLE 的确诊率几乎达 100%，并可确定 LN 的病理类型及判断疾病的活动性和慢性病变程度。用直接免疫荧光法在皮肤的表皮与真皮连接处或皮肤附属器官基底膜处见到一条由 IgG、IgM 和（或）其他免疫球蛋白、补体组成的黄绿色荧光带，呈均质或颗粒状，则为皮肤狼疮带试验阳性。在无肾外表现的 LN，鉴别、诊断有困难时，皮肤狼疮带试验有重要意义。

六、诊断与鉴别诊断

（一）诊断

LN 的诊断依据主要是 SLE 的明确诊断。在 SLE 的基础上，患者有肾损害表现即可诊断为 LN。

（二）鉴别诊断

临床上 LN 易被误诊为原发性肾小球疾病。鉴别要点如下：

（1）原发性肾小球疾病不引起发热，除非合并感染。

（2）肾炎伴肾外表现如关节痛、皮疹等，尤其是青年女性，应高度怀疑 LN。

（3）确诊为原发性肾小球疾病之前有条件者应常规行血清免疫学检查，检查抗 ds－DNA 抗体、抗 Sm 抗体等，以免误诊。

（4）必要时行免疫病理学检查（皮肤狼疮带试验和肾活检），亦有助于鉴别。

七、治疗

（一）治疗原则

LN 的治疗原则是以控制病情活动、阻止肾外病变进展为主要目的。治疗方式主要取决于肾脏病理表现、分型、疾病活动性、累及的脏器、并发症以及其他引起肾损害的因素，同时需考虑患者对起始治疗的反应及治疗的不良反应。

（二）免疫抑制药物治疗

1. 糖皮质激素

糖皮质激素为治疗 LN 的传统药物。一般选择标准疗程的泼尼松治疗，即首始治疗阶段，予泼尼松 1.0～1.5mg/(kg・d)，每天晨顿服，8 周后开始减量，每周减原用量的 10%，至小剂量［0.5mg/(kg・d)］时，视情况维持一段时间后继续减量至维持量（隔天晨 0.4mg/kg）。现认为如终生服药，可以减轻复发。有学者认为对肾病综合征型 LN，如首始治疗阶段激素剂量不足则往往无效，肾小球损害会持续发展而导致尿毒症。对表现为重症肾病综合征或伴有急进性肾衰竭者，可先予甲泼尼龙 0.5～1.0g 加入生理盐水中静脉滴注，冲击治疗 3 天再改为标准疗程泼尼松口服治疗。在激素治疗起始阶段，可配合滋阴降火中药，以减少外源性大剂量激素的不良反应；在激素减至小剂量以后，酌加补气温肾中药，以防止病情反跳和激素撤减综合征。

2. 环磷酰胺

环磷酰胺静脉冲击治疗，开始剂量为每次 0.50～0.75g/m^2，以生理盐水稀释，静脉滴注，每月 1 次，共 6 次。6 个月后，根据病情给药，多数患者需每 3 个月再静脉滴注 1 次，再进行 6 次，总共治疗 24 个月。

环磷酰胺也可口服，常用剂量为 2mg/(kg・d)，分 2～3 次口服。

3. 环孢素

近年来环孢素用于治疗 LN 取得满意疗效，特别是重症病例、应用激素及环磷酰胺疗效欠佳者可试用环孢素。初始剂量为 4～5mg/(kg・d)，分 2～3 次口服，出现明显疗效后，缓慢减至 2～3mg/(kg・d)，疗程 3 个月以上。用药过程中注意肝肾毒性、高血压和牙龈增生的不良反应。

4. 其他药物

硫唑嘌呤、吗替麦考酚酯等药物也可用于 LN 的治疗。

（三）其他免疫抑制治疗

1. 静脉注射大剂量免疫球蛋白

自 1981 年 Imbach 等首次应用静脉注射大剂量免疫球蛋白成功治疗特发性血小板减少性紫癜以来，已陆续有应用于 SLE 治疗的报道。Francioni 用该方法治疗 12 例顽固性 SLE 患者，0.4g/kg，1 次/天，连续 5 天，每 4 周重复 1 次，观察 6～24 个月，其中 11 例获得明显临床改善，并且未见任何不良反应。对某些体质极度衰弱，肝功能差，白细胞、血小板计数低下，有环磷酰胺及激素应用禁忌者，以及并发全身性严重感染者，SLE合并妊娠且出现抗磷脂抗体综合征者而言，静脉注射大剂量免疫球蛋白是一种强有力的辅助治疗措施。用静脉注射大剂量免疫球蛋白已成功地抢救了不少危重的难治性 LN 患者。目前治疗剂量尚未统一，多为 0.4g/（kg·d），每天静脉注射，连用 3～5 天为 1 个疗程，每 4 周后可重复。

2. 强化血浆置换治疗

本疗法可有效去除血浆中致病抗原、抗体及免疫复合物，并改善网状内皮系统的吞噬功能。当弥漫增生性 LN 患者用激素治疗效果不佳，联合免疫抑制药物治疗仍不能取得疗效时可以试用。使用新鲜血浆 2～4L 置换，每天或隔天 1 次，共 7～10 次或至病情好转。进行强化血浆置换治疗时，需同时给予泼尼松和环磷酰胺治疗。

3. 免疫吸附治疗

免疫吸附治疗是近年发展起来的一种新技术，它能选择性地清除患者血液中的内源性致病因子，从而达到净化血液和缓解病情的目的。常用葡萄球菌 A 蛋白吸附柱，它能吸附 IgG 型抗体及其免疫复合物。对 LN 患者联合使用免疫吸附治疗和常规药物治疗，可有效去除循环中的自身抗体，控制病情活动。

（四）对症治疗

1. 抗凝血治疗

LN 患者常呈高凝状态，易发生血栓。可予双嘧达莫（300mg/d）或阿司匹林（100mg/d）等血小板抑制剂进行预防。若出现肾病综合征严重低蛋白血症（血浆白蛋白低于 20g/L），还可以应用抗凝药物，如肝素钙 5000U。

2. ACEI 或 ARB 治疗

在常规免疫抑制治疗的基础上加用 ACEI 或 ARB，可以减少 LN 患者的尿蛋白。

（五）肾脏替代治疗

LN 导致急、慢性肾衰竭时，常需进行肾脏替代治疗。对于急性肾衰竭患者，达到透析指征即应及时给予透析治疗。对 LN 已进入慢性肾衰竭（尿毒症期）的患者需行维持性透析治疗。血液透析和腹膜透析均可选择。对 LN 所致的尿毒症患者若已经是稳定期，则可以行肾移植，但移植肾有再发可能。

八、预后

LN 治疗后可长期缓解，但药物减量或停药后易复发，且病情逐渐加重。近年来，随着 LN 的诊断水平逐渐提高以及免疫抑制剂的合理运用，患者 10 年存活率已提高到 80%～90%。同时 LN 患者存在患癌的高风险，以 B 细胞淋巴瘤为主。除此以外，LN 患者出现血管炎、高血压、异常血脂、动脉粥样硬化引起的并发症（如冠心病、脑卒中等）的风险也很高。

LN 疗效与病理分型密切相关。Ⅱ～Ⅳ型 LN 患者的肾脏疾病常随全身 SLE 活动的控制而得到缓解，即使Ⅳ型 LN 患者已出现急性肾衰竭并已应用透析治疗，只要及时、正确治疗，病情仍可能得到缓解，最终患者停止透析，肾功能恢复正常。但是，Ⅴ型 LN 患者的肾病综合征未必能缓解，Ⅵ型 LN 患者的慢性肾损害无法恢复。所以，Ⅱ～Ⅳ型 LN 患者的治疗应力求达到 SLE 及 LN 双缓解，而Ⅴ及Ⅵ型 LN 患者的治疗应重点放在 SLE 缓解上，LN 疗效不宜苛求，以免过度治疗导致严重不良反应。

九、护理

（一）常见护理诊断/问题

（1）体液过多：与低蛋白血症致血浆胶体渗透压下降有关。

（2）有皮肤完整性受损的危险：与疾病所致的血管炎症反应有关。

（3）有感染的危险：与大量蛋白尿导致机体抵抗力下降有关。

（4）潜在并发症：急性心力衰竭、高血压脑病、肾衰竭。

（5）有营养失调的危险：营养摄入量低于机体需要量。与长期蛋白尿导致大量蛋白质丢失有关。

（6）焦虑：与病情反复，预后不良有关。

（7）知识缺乏：缺乏与 LN 有关的知识。

（二）护理计划/目标

（1）患者水肿的症状减轻或消退，尿量正常。

（2）患者住院期间皮肤完整，未发生皮肤破溃等情况。

（3）患者住院期间未发生感染。

（4）患者住院期间无严重并发症发生，或并发症被及时发现并得到有效治疗。

（5）患者住院期间未发生营养失衡的情况。

（6）患者焦虑减轻，舒适感增强。

（7）患者了解 LN 相关知识。

（三）护理措施

1. 体液过多的护理

（1）密切监测患者的生命体征及尿量，必要时记录 24 小时尿量。每天晨起测量患者的体重，以观察水肿的消长情况。同时，密切监测尿常规、血清肌酐、血浆蛋白等实验室检查指标。

（2）告知患者卧床休息，以增加肾脏血流量。同时抬高患者下肢，以增加静脉回流，减轻水肿。

（3）限制水、钠摄入，给予患者低盐、优质低蛋白饮食。补充足够热量，以免引起负氮平衡，并且需补充各种维生素。

（4）遵医嘱使用利尿剂，观察药物的治疗效果及不良反应，并监测患者水、电解质及酸碱平衡情况。

（5）告知患者及家属产生水肿的原因及观察水肿消长的方法，解释限制水、钠对于水肿消退的重要性，减轻其焦虑等不良情绪。

2. 皮肤护理

(1) 密切观察患者的皮肤情况，有无红肿、水疱、破溃和化脓等情况。

(2) 避免患者接触紫外线：①将患者安置在背阳的病室，拉上窗帘以避免阳光的直射，同时注意勿使用紫外线消毒病室。②告知患者勿晒太阳。外出时穿长袖长裤，佩戴墨镜，用遮阳伞或宽边遮阳帽。③禁止日光浴。

(3) 因水肿，患者皮肤薄，清洁皮肤时动作需轻柔，勿破坏皮肤完整性。同时，保持患者皮肤及床单位清洁干燥，及时更换潮湿的衣物、床单及被套等。

(4) 长期卧床时，嘱咐患者每 2 小时翻身 1 次，避免局部组织长期受压。

(5) 给予患者富含维生素和优质低蛋白饮食，增强机体抵抗力。

(6) 严重水肿时禁止肌内注射。

(7) 保持患者皮肤的清洁卫生，忌用碱性肥皂、化妆品、染发剂或其他化学药品。

(8) 若出现皮损，可用清水清洗皮损处，温水湿敷红斑处，以促进局部血液循环。

3. 预防感染

(1) 密切监测患者生命体征，观察患者有无发热、尿路刺激征、咳嗽等感染征象。

(2) 保持病房环境清洁，定时开窗通风，尽量减少人员探视。

(3) 注意患者的个人卫生，根据患者情况给予生活护理，指导患者加强全身皮肤、口腔和会阴部的护理。

(4) 遵医嘱使用抗生素，观察药物的治疗效果及不良反应。

(5) 对患者实施各项治疗操作时应严格遵守无菌原则。

4. 预防并发症的发生

(1) 密切监测患者的生命体征与病情变化，关注患者的尿量、血清肌酐、血清电解质与酸碱平衡等指标；评估患者有无头痛、恶心、呕吐、意识障碍、呼吸困难、咳嗽、咳痰、咯血等表现，听诊肺部有无湿啰音等。

(2) 嘱咐患者卧床休息，以增加肾脏血流量，减轻症状。

(3) 积极治疗原发病。

(4) 对症治疗水肿、高血压、高热等。

5. 饮食护理

(1) 观察患者面部、口唇、甲床和皮肤的色泽，定期监测患者体重、血红蛋白、血白蛋白等与营养有关的指标。

(2) 给予患者清淡、易消化、低盐和优质低蛋白饮食，注意补充维生素；为满足机体需要、避免发生负氮平衡，可适当增加碳水化合物的摄入；若出现少尿应限制钾的摄入。

(3) 为患者提供适宜的进食环境，保持病房清新无异味，保持患者口腔清洁，以促进其食欲。

6. 心理护理

(1) 向患者及家属介绍 LN 有关的疾病治疗、用药与健康知识，让其对此疾病有较科学的认识；同时，可向患者及家属介绍成功病例，以增加其信心、减轻焦虑。

(2) 经常与患者及家属沟通，了解其内心状态，鼓励其表达内心想法并给予相应的处理。

（3）取得家属的信任与配合，鼓励家属陪伴与开导患者。

7. 健康教育

（1）向患者及家属介绍 LN 有关的疾病治疗、用药与健康知识，让其对此疾病有较科学的认识。

（2）告知患者出院后需加强休息、规律生活，避免加重肾损害的各种因素（如感染、使用肾毒性药物等）。

（3）教会患者自我监测病情的方法，指导患者测量血压与判断水肿，介绍出院后用药的方法。

（4）指导患者定期复查，若病情出现变化，及时就医。

（四）护理评价

经过治疗和护理，患者是否达到：①营养维持平衡。②水肿减轻或消失，水、电解质及酸碱基本保持平衡。③能遵医嘱准确服用药物。④情绪稳定，能正视自己的疾病，主动配合治疗和护理。

第二节 糖尿病肾病

糖尿病肾病（diabetic nephropathy，DN）作为一种重要的代谢性疾病引发的继发性肾小球疾病，是常见且严重的糖尿病微血管并发症，是糖尿病患者的重要致死原因。在 1 型糖尿病和 2 型糖尿病患者中，30%～40%可发生肾损害。糖尿病肾病早期可表现为肾小球高滤过、高压力和高灌注，出现肾小球的毛细血管袢系膜基质增生和基底膜增厚，最终发展为肾小球硬化。在糖尿病发生早期，严格控制高血压、血糖，改善肾小球高压，可延缓或阻止糖尿病肾病的发生与发展。

糖尿病肾病的治疗包括三个重要阶段。第一阶段，主要包括糖尿病肾病的综合预防，对重点人群早期开始糖尿病筛查。若发现糖耐量受损及空腹血糖受损，则采取生活方式改变、控制血糖等一系列措施，预防糖尿病肾病和糖尿病的发生。第二阶段，主要实施糖尿病肾病的早期治疗，若出现微量白蛋白尿，应给予这类糖尿病患者糖尿病肾病治疗，以减少白蛋白尿。第三阶段，应延缓和预防肾功能不全的发生和发展，治疗各种并发症，对于肾功能不全的患者，考虑肾脏替代治疗。综合来说，糖尿病肾病应以控制血压、控制血糖、减少尿蛋白为主，除此之外也包括对生活方式的积极干预，对脂质代谢紊乱的纠正，对肾功能不全和各种并发症的治疗等。

一、病因及发病机制

糖尿病肾病的发病机制众多，包括糖代谢紊乱、炎症反应、肾脏血流动力学改变与氧化应激等（图 3−2）。

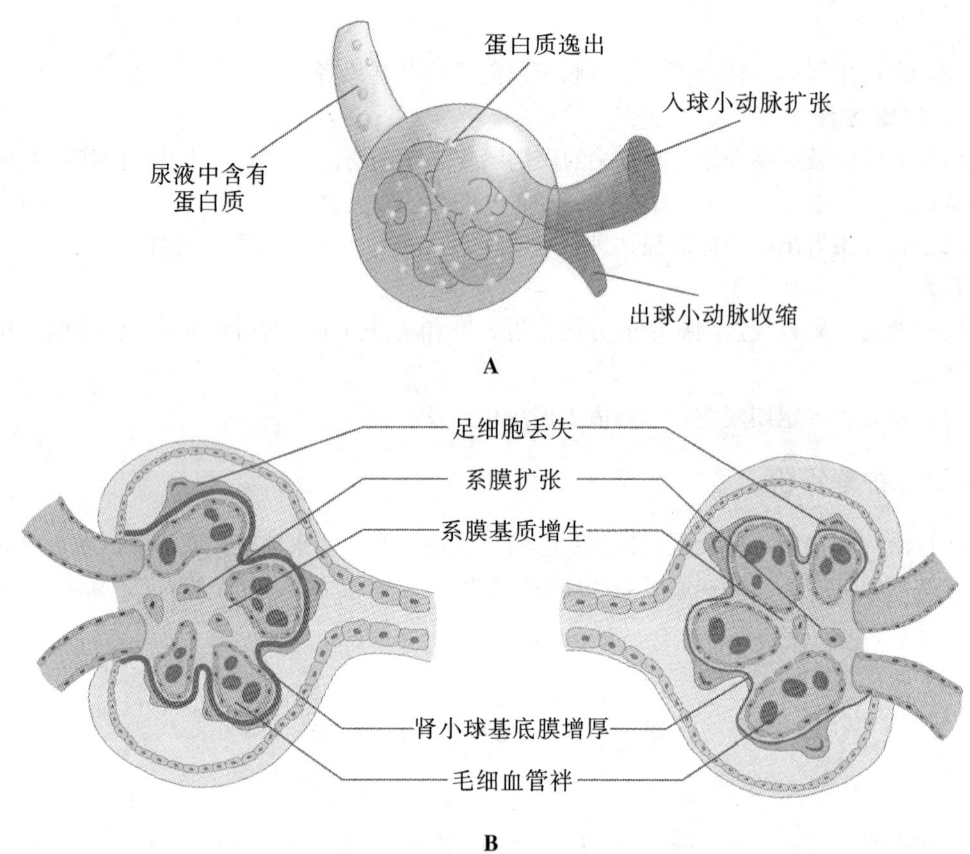

图 3－2　糖尿病肾病发病机制及特点示意图

（一）糖代谢紊乱

糖尿病患者的全身脏器均可出现糖代谢紊乱，约有半数葡萄糖在肾脏内代谢，加重肾脏的糖代谢和糖负荷。同时，葡萄糖可直接作用于血管平滑肌细胞和肾小球系膜细胞，通过多种作用破坏细胞骨架，使血管对缩血管物质的反应性降低，肾小球入球小动脉扩张，进而引发肾小球内高压。

糖尿病患者持续高血糖时，葡萄糖可与蛋白质等底物发生非酶糖基化反应，形成晚期糖基化终末产物（advanced glycation end－product，AGE），使肾小球的形态和功能发生不可逆性改变。多种组织内过高浓度的葡萄糖也可生成山梨醇，引发细胞内高渗，损伤细胞正常生理功能。

（二）炎症反应

人体补体系统与模式识别受体间的交互作用网络，被认为在糖尿病肾病的发生、发展中发挥重要作用。各种趋化分子、黏附分子、转录因子、炎症因子及肥大细胞、单核巨噬细胞系统等均可参与致病过程。

（三）肾脏血流动力学改变

由于目前尚不完全明确的机制，糖尿病患者的肾小球入球小动脉扩张可导致肾小球内高滤过、高灌注与高压力现象，高血糖与肾素－血管紧张素系统（renin－angiotensin system,RAS）可能参与其中。糖尿病肾病患者患病时的肾小球性蛋白尿，主要与基底膜结构改变、负电荷丢失以及肾小球内高压等因素相关。发病早期可见白蛋白滤过增加，随着病情发展，可见滤过膜结构明显改变，可有非选择性蛋白尿。

（四）氧化应激

糖尿病患者的线粒体超负荷是葡萄糖自身氧化导致活性氧过多引起的，活性氧通过诱导各种损伤介质，使肾小球细胞外基质降解减少与合成增多，进而导致肾小球纤维化。同时，活性氧可造成上皮细胞黏附性减弱、肾小管基底膜不完整、间质细胞浸润程度增加，最终导致纤维化的肾小管间质。

（五）遗传及其他

糖尿病肾病目前被认为是多基因病，遗传因素在糖尿病肾病的易感性方面发挥重要作用，该病有家族聚集性。另外，某些后天因素，包括高血压、高脂血症、肥胖和吸烟等，也对于糖尿病肾病的发生、发展起着重要作用。

二、病理学改变

（一）光学显微镜下的改变

糖尿病肾病早期可见肾小球肥大，系膜区增宽，肾小球基底膜增厚。随病情进展，肾小球基底膜发生明显弥漫性增生和基质增生，在光学显微镜下形成典型 K－W 结节，称为结节性肾小球硬化症；无明显结节，则称为弥漫性肾小球硬化症。由于系膜基质增生和基底膜增厚产生压迫，毛细血管袢可出现闭塞。除 K－W 结节外，亦可见入球小动脉和出球小动脉透明样变、球囊滴、皮下纤维蛋白帽，伴随肾小管萎缩、近端肾小管上皮细胞空泡变性及间质炎症细胞浸润等表现。

（二）电子显微镜下的改变

病程早期可见肾小球基底膜系膜区扩大、基质增生与不规则增厚，病程晚期形成与光学显微镜下 K－W 结节对应的结节状。细微颗粒状的电子致密物可出现于渗出性病灶。

（三）免疫病理学改变

免疫荧光检查可见肾小管基底膜和毛细血管袢弥漫性线状沉积物，其成分主要为 IgG，此外可能含有 IgM 和 C3。

三、临床分期及表现

糖尿病肾病起病隐匿，进展缓慢，表现为程度各异的蛋白尿和进行性肾功能减退。1

型糖尿病相比 2 型糖尿病，动脉粥样硬化与高血压等并发症较少，且发病起始明确。根据肾功能和病理改变、尿液检查等，将 1 型糖尿病肾病分为以下五期。

（一）Ⅰ期

临床可仅表现出血流动力学的改变，而无肾病表现。此时，肾小球滤过率升高，肾脏体积增大，肾小管和肾小球肥大，可有一过性的微量蛋白尿。上述改变为可逆性的，血糖严格控制时可恢复正常。

（二）Ⅱ期

临床无症状，肾小球滤过率正常或升高，表现为持续性的微量蛋白尿。肾小管或肾小球基底膜增厚，系膜区增宽。

（三）Ⅲ期

白蛋白尿或蛋白尿量明显增加，可同时有肾小球滤过率下降和轻度高血压，但血清肌酐指标正常。肾脏可出现前述光学显微镜下改变。

（四）Ⅳ期

临床出现肾病综合征程度的大量蛋白尿。大多数患者可出现高血压。肾小球滤过率逐年下降。糖尿病患者患病 10～15 年后进入该期。

（五）Ⅴ期

肾功能持续下降，至终末期肾病和肾衰竭，常见高血压，尿蛋白无明显减少。

四、诊断

1 型糖尿病患者患病 5 年后，或 2 型糖尿病患者确诊时，若发现持续微量白蛋白尿，应怀疑可能为糖尿病肾病。若病程加长，出现蛋白尿甚至肾病综合征，合并糖尿病其他并发症，如增殖性视网膜病变及外周神经病变等，结合其他临床特点，考虑可能为糖尿病肾病。

五、鉴别诊断

原发性肾小球疾病可有某些特征性改变，如明显血尿。高血压肾损害患者，其肾小动脉硬化可累及肾入球小动脉，常伴有左心室肥大和眼底动脉硬化。肾淀粉样变性及轻链沉积肾病中，虽同样可见肾小球系膜区的结节性硬化，但因其刚果红染色呈阳性，且通常具有其他特征性临床表现，因此可与糖尿病肾病相鉴别。

除此之外，原发性肾小球疾病与高血压可同时伴有糖尿病，其在发病上均无联系。糖尿病患者若突然出现肾功能减退，则应首先排除糖尿病肾病以外因素引起的肾功能减退。因此，对于糖尿病患者，若出现以下 5 种情况，则应考虑糖尿病合并其他慢性肾脏病，建议行肾活检加以确诊：未出现糖尿病视网膜的病变、急性肾损伤、短时间内蛋白尿量明显增加、无高血压及肾小球源性血尿。

六、预防及治疗

糖尿病肾病的治疗包括疾病早期各种危险因素的预防及终末期糖尿病肾病的肾脏替代治疗。

对于糖尿病肾病发病机制的认识及早期诊断指标的探索，均离不开临床验证和基础研究，因此将这两方面成果用于指导临床治疗，进而确定治疗方案，是目前医学研究重点，也是每一位临床医生关注的方面。由于日渐增高的糖尿病肾病发病率及对人类健康的严重危害，加强对糖尿病肾病的治疗是必须和必要的。由于糖尿病肾病的病期和对象不同，依据糖尿病肾病分期制订有效的防治策略具有重要意义。

（一）三级预防

近年来，公认的糖尿病肾病防治策略包括三级预防。

（1）一级预防：患者发现糖耐量降低后或诊断为糖尿病肾病后，应积极治疗，防范糖尿病发生，并阻止出现微量白蛋白尿。在这一阶段，其防治措施主要为改变生活方式，如降低体重、多运动、进行饮食的严格控制管理、合理使用降糖药物进行血糖控制。

（2）二级预防：糖尿病肾病早期若出现微量白蛋白尿，糖尿病肾病可能进一步发展。在这一阶段，若积极对疾病加以干预，可减少和延缓大量蛋白尿产生。这一阶段的影响因素包括尿白蛋白水平、血压、血清胆固醇水平和糖化血红蛋白等，应采取控制血糖、控制血压、调脂等防治措施。

（3）三级预防：此阶段，肾小球滤过率进行性下降的危险因素包括血压上升、血糖上升和尿蛋白增多等。尽力延缓糖尿病肾病的发生与发展，预防肾功能不全的进展，是三级预防阶段的重要目标。

（二）饮食治疗

疾病发生早期应限制患者蛋白摄入，摄入的蛋白以优质蛋白为主。儿童、妊娠期女性及透析患者不宜过度限制蛋白摄入。给予足够的热量可防止营养不良发生。

改变生活方式的重要因素有饮食治疗，其他还包括戒烟、戒酒、控制体重、多运动等，其有利于延缓糖尿病肾病进展及保护肾功能。多项研究证明积极控制危险因素可延缓糖尿病肾病的发展以及增加肾衰竭患者的生存率。肥胖患者可适当减少热量摄入，消瘦患者可适当增加热量摄入。高蛋白摄入与轻度肾损伤的糖尿病患者的肾功能下降，糖尿病合并高血压患者微量白蛋白尿的含量增多有关。因此，糖尿病患者应尽量避免高蛋白饮食，严格控制每天蛋白摄入量，应不超过总热量的15％。微量白蛋白尿患者每千克体重蛋白摄入量需控制在0.8～1.0g，显性蛋白尿患者及肾损害者需控制在0.6～0.8g。随机对照试验分析表明，低蛋白饮食有助于控制蛋白尿的发生，但对于肾小球滤过率和内生肌酐清除率则无显著改善作用。由于蛋白摄入减少，摄入蛋白应首先考虑生物学效价更高的优质蛋白，其可从植物蛋白和鱼类中获取。有研究指出，RAS阻断剂在低钠饮食条件下，对于糖尿病肾病和心血管疾病具有明显的改善作用，但在高钠饮食条件下则可能对人体产生危害。因此，应严格限制钠盐的摄入，高血压患者可同时配合降压药物治疗。目前，尚无明显证据表明含有膳食纤维的蔬菜对于糖尿病肾病患者病情控制有益。体力活动对于糖尿病肾病早期尿蛋白暂时上升有诱导作用，但长期规律的体力运动可改善糖耐量，提高胰岛素敏感性，改善脂质代谢，减轻体重，增强血管内皮细胞功能，控制血压与血糖，延缓糖尿病肾病的发生、发展，减轻糖尿病程度。但不适当的运动可由于胰岛素水平下降而诱发酮症，也可由于过度消耗机体能量，诱发低血糖的产生。因此运动强度、运动频率、运动项目与持续时间都需要个体化，因人而异。糖尿病肾病患者，应在专业人士指导下，制定较为合理的运动方案，通过实施运动方案，提高依从性，进而减少运动后不良后果的发生。有氧运动和对抗性运动有助于控制血压，改善生活质量，减轻炎症。另外，吸烟已成为糖尿病肾病患者肾功能进展和蛋白尿的独立危险因素。因此，减少吸烟或戒烟是糖尿病患者预防糖尿病肾病发生和控制糖尿病肾病进展的重要举措。

（三）控制血压

糖尿病肾病患者血压应控制在130/80mmHg以内。ACEI或ARB为首选药物。钙通道阻滞剂、β受体阻滞剂等可用于血压控制不佳的患者。用药时应观察患者肾功能、血容量及血钾变化，若伴肾动脉狭窄，应慎用。

（四）控制血糖

治疗糖尿病肾病要先纠正异常的糖代谢和控制血糖。在控制糖尿病及其并发症的试验中发现，尽管患者血糖得到严格控制，仍有16%的患者在9年后出现微量白蛋白尿。因此，单纯控制血糖不足以完全使肾病得到控制，应同时控制其余危险因素。糖尿病肾病患者的血糖控制应遵守个体化原则。一般将血糖控制目标定为糖化血红蛋白不超过7%。对于中老年患者来说，糖化血红蛋白控制目标应适当放宽至7%～9%。常用的抗高血糖药物包括双胍类、磺酰脲类、格列奈类、噻唑烷二酮类、α-葡萄糖苷酶抑制剂和胰岛素等。

肾功能正常患者选择降糖药物主要依据其血糖增高特点、是否肥胖、胰岛功能等。肾功能异常患者应尽量避免使用双胍类和磺酰脲类药物，注意选用较少经肾脏排泄的药物。建议中晚期患者停用所有口服降糖药物，只注射胰岛素。

目前推荐二甲双胍为2型糖尿病血糖控制的一线用药，首选用于饮食控制及体育锻炼后无效的2型糖尿病患者，尤其是肥胖患者，也可与胰岛素联合，用于1型糖尿病和2型糖尿病患者。

第一代磺酰脲类药物包括甲苯磺丁脲、氯磺丙脲和妥拉磺脲等，其药物原型和活性代谢产物依靠肾脏代谢，在糖尿病肾病患者中应用时，其半衰期延长，低血糖风险增加，因此禁用于糖尿病肾病患者，在临床上已基本淘汰。第二代磺酰脲类药物包括格列吡嗪、格列齐特、格列喹酮、格列苯脲等，其中格列苯脲的半衰期长，其活性代谢产物在糖尿病肾病患者体内可聚集，引起严重低血糖反应。

格列奈类药物属于非磺酰脲类的胰岛素促泌剂，具有葡萄糖依赖性，需餐前服用。由于对于基础胰岛素的分泌物没有明显刺激作用，引起低血糖风险相比于磺酰脲类药物更小。其余不良反应包括变态反应、眼睛异常、胃肠道不适、肝功能损害等，较为罕见。

噻唑烷二酮类药物的常见不良反应包括液体潴留，重度心力衰竭者应谨慎使用。该种药物可使患者发生骨质疏松和骨折的风险增加，慎用于有潜在骨疾病患者，如肾性骨营养不良患者。

α－葡萄糖苷酶抑制剂应用于以碳水化合物为主要饮食结构且餐后血糖升高的患者。其主要药理作用为抑制小肠上段吸收碳水化合物，进而降低餐后血糖，不增加体重，且可能有减轻体重的趋势。

胰岛素作为糖尿病基础用药，适用于 1 型糖尿病，妊娠糖尿病，严重营养不良、严重胰腺疾病后继发的糖尿病，或有以下情况的 2 型糖尿病：有急性并发症，严重并发症处于应激状态，口服降糖药物疗效不佳，有口服降糖药物禁忌。不良反应主要包括体重增加，治疗初期外周组织水肿，变态反应与低血糖发作等。根据起效快慢和作用时间长短，胰岛素制剂可分为短效胰岛素、中效胰岛素和长效胰岛素。常用制剂包括普通胰岛素、精蛋白锌胰岛素、混合精蛋白锌胰岛素、中性短效可溶性人胰岛素、低精蛋白胰岛素、中性预混型人胰岛素等。在使用胰岛素时应尤其注意个体化，从小剂量胰岛素开始，短效或预混型胰岛素需在餐前 15～30 分钟于皮下注射。

（五）调脂治疗

血清总胆固醇升高的患者，首选他汀类药物；三酰甘油升高为主的患者选用贝特类药物。同时应积极配合饮食治疗，少盐少脂，多食用富含不饱和脂肪酸的食物。

（六）并发症治疗

对于心脑血管疾病、动脉粥样硬化、高血压和其他微血管病患者，应给予对症处理，保护肾功能，避免使用肾毒性药物，以免增加肾损害。

（七）终末期治疗

糖尿病肾病患者处于终末期，若伴有不易控制的高血压、心力衰竭和严重胃肠道症状等疾病，应选用肾移植、透析或胰肾联合移植等方式治疗。

七、预后

糖尿病肾病患者总体预后不佳。影响疾病预后的因素主要包含蛋白尿程度、肾功能情况、糖尿病类型、肾外心脑血管并发症等，严重者病情多进行性恶化，直至肾衰竭发生。影响病情进展的重要因素中血压和血糖控制情况较重要。

八、护理

（一）常见护理诊断/问题

（1）体液过多：与肾小球滤过率下降导致水钠潴留有关。

（2）有营养失调的危险：营养摄入量低于机体需要量。与大量蛋白丢失、限制饮食有关。

（3）潜在并发症：低血糖，糖尿病酮症酸中毒，糖尿病足，高血压危象等。

（4）焦虑：与对病情不了解、预后不良有关。

（5）知识缺乏：与缺乏糖尿病肾病有关的知识有关。

（二）护理计划/目标

（1）患者水肿的症状减轻或消退，尿量正常。

（2）患者住院期间未发生营养失衡的情况。

（3）患者住院期间严格控制血糖，无严重并发症发生，或并发症被及时发现并得到有效治疗。

（4）患者情绪稳定，睡眠良好。

（5）患者了解糖尿病肾病相关知识。

（三）护理措施

1. 体液过多的护理

（1）密切监测患者的生命体征及尿量，必要时记录 24 小时尿量。每天晨起测量患者的体重，以观察水肿的消长情况。同时，密切监测尿常规、血清肌酐、血浆蛋白等实验室检查指标。

（2）告知患者卧床休息，以增加肾脏血流量。同时抬高患者下肢，以增加静脉回流，减轻水肿。

（3）严格限制水、钠摄入，水的摄入量控制在前一天的尿量加 500mL 为宜。给予患者低盐、优质低蛋白饮食。补充足够热量，以免引起负氮平衡，还需补充各种维生素。

（4）遵医嘱使用利尿剂，观察药物的治疗效果及不良反应，并监测患者电解质和酸碱平衡情况。

（5）告知患者及家属产生水肿的原因及观察水肿消长的方法，解释限制水、钠对于水肿消退的重要性，减轻其焦虑等不良情绪。

2. 饮食护理

（1）观察患者的面部、口唇、甲床和皮肤的色泽，定期监测患者体重、血红蛋白、血白蛋白等与营养有关的指标。

（2）给予患者低盐、优质低蛋白饮食，适当补充维生素。若出现少尿，应限制钾的摄入；为满足机体需要，避免发生负氮平衡，可适当增加碳水化合物的摄入；终末期肾病患者由于常合并脂代谢异常，还应限制脂肪的摄入；教会患者及家属根据标准体重、热量标准来计算饮食中蛋白、脂肪和碳水化合物的摄入量，并教会其合理安排膳食结构与分配三餐食物。

（3）为患者提供适宜的进食环境，保持病房清新无异味；保持患者口腔清洁，以促进其食欲。

3. 预防并发症的发生

（1）密切监测患者的生命体征与病情变化，关注患者的血糖、尿量、尿蛋白、血清肌酐、电解质与酸碱平衡等身体指标；告知患者及家属常见并发症的一般表现，当患者出现头晕、面色苍白、冷汗、肢端湿冷或剧烈头痛、呕吐、大汗、视物模糊、肢体运动障碍等表现时，立即通知医护人员。

（2）向患者及家属讲解糖尿病肾病有关的疾病治疗、用药与健康知识，让其明白控制血糖可以减缓糖尿病肾病的病理改变，改善预后。

（3）为预防糖尿病足，嘱咐患者泡脚时水温不宜过烫，泡脚后及时用软毛巾擦干双足。教会患者观察足部皮肤色泽、弹性和足背动脉搏动的方法，嘱咐患者不要穿太紧、透气不好的鞋，防止足部皮肤破损，一旦出现足部病变，及时就医治疗。

（4）告知患者发生低血糖的临床反应及临时应对措施，提醒患者可随时携带糖果、巧克力等以备不时之需。嘱咐患者少量多餐，适量运动，定期监测血糖，将血糖控制在稳定水平。

（5）注意患者个人卫生，避免糖尿病肾病加重，防止泌尿系统感染。

（6）积极控制糖尿病，坚持服用降糖药物，正确使用胰岛素；对症治疗水肿、高血压等。

4. 心理护理

（1）向患者及家属介绍糖尿病肾病有关的疾病治疗、用药与健康知识，让其能够认识到糖尿病目前没有办法治愈，控制血糖不佳可能会导致糖尿病肾病，但通过严格执行糖尿病饮食、控制血糖、定期监测肾功能及治疗，可以有效控制糖尿病肾病，以减轻患者及家属的焦虑。

（2）经常与患者及家属沟通，了解其内心状态，鼓励其表达内心想法并进行相应的处理。

（3）取得家属的信任与配合，鼓励家属陪伴与开导患者。

5. 健康教育

（1）向患者及家属讲解糖尿病肾病有关的疾病治疗、用药与健康知识，让其对此疾病有较科学的认识，明白控制血糖可以减缓糖尿病肾病的病理改变。

（2）轻症患者注意劳逸结合、规律生活，若无高血压、肾损害或水肿不明显，患者可适当参加体育活动以增强体质，预防感染。

（3）教会患者自我监测病情的方法，定期监测血糖；向患者介绍出院后用药的方法，避免服用肾毒性较大的药物。

（4）指导患者定期复查，若出现病情变化，及时就医。

（四）护理评价

经过治疗和护理，患者是否达到：①营养维持平衡。②水肿程度减轻或消失，水、电解质基本保持平衡。③控制血糖良好，未发生并发症或并发症得到及时有效处理。④能遵医嘱准确服用药物。⑤情绪稳定，能正视自己的疾病，主动配合治疗和护理。

第四章　急性肾损伤

急性肾损伤（acute kidney injury，AKI）是临床上常见的危重症之一。在普通住院患者中其发病率为3%～5%，而在重症患者中其比例升高到30%～50%。急性肾损伤相比于急性肾衰竭适用范围更加广泛，其早期没有临床症状，更适用于描述患者肾脏发生损害的状态。急性肾损伤代表一组临床综合征，是指突发（7天内）和持续（>24小时）的肾功能突然下降，定义为血清肌酐至少上升0.5mg/dL，表现为氮质血症，水、电解质和酸碱失衡以及全身各系统症状，可伴有少尿（<400mL/24h）或无尿（<100mL/24h）。

一、分类、病因及病理机制

急性肾损伤分为肾前性、肾性和肾后性三类（图4－1）。

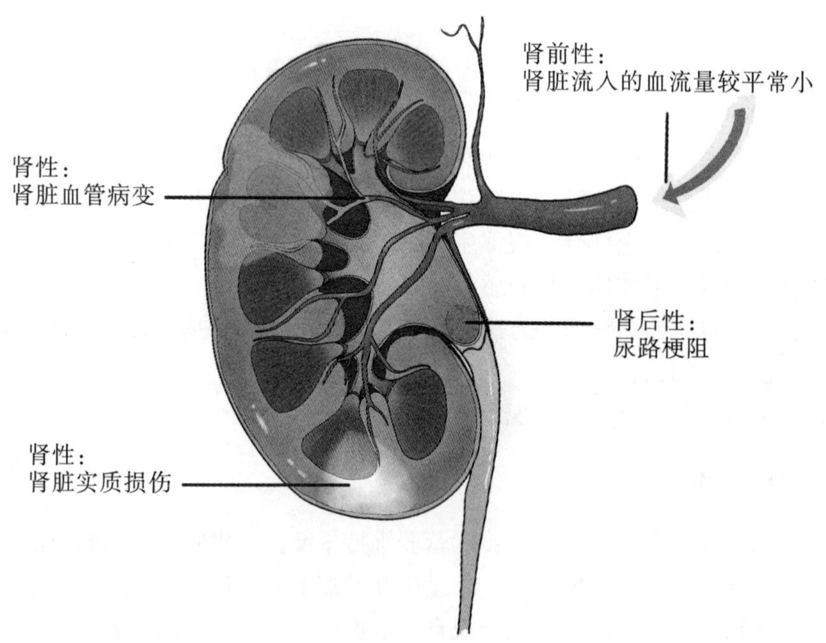

图4－1　急性肾损伤分类

（一）肾前性急性肾损伤

肾前性急性肾损伤由肾血流灌注不足导致，见于肾脏有效循环容量下降或机体细胞外液容量减少，或可能由药物引起的肾小球毛细血管灌注压降低所致。常见病因包括：①血容量不足。②全身血管扩张。③心排血量降低。④肾血管收缩。⑤肾自主调节反应受损。

在肾血流灌注不足早期，肾脏会启动自我调节机制，启动神经内分泌反应，入球小动脉扩张、出球小动脉收缩，GFR 维持在稳定状态。若上述代偿调节反应失调，GFR 将会下降，体内代谢废物无法及时排出，即发生肾前性急性肾损伤。此时肾脏并未发生器质性病变，若肾脏低灌注状态及时得到纠正，肾损害能够得到消除。但是如果此低灌注状态持续，可逆性的肾损伤将导致肾小管上皮细胞缺血损伤，诱发细胞凋亡或者坏死。

（二）肾性急性肾损伤

按照损伤的部位进行分类，肾性急性肾损伤可分为肾血管性、肾小球性、肾小管性、肾间质性，最常见的为急性肾小管坏死。

1. 肾血管疾病

比较少见。肾血管疾病多为双侧肾血管受损或者原有慢性肾脏病加重累及血管。各种血栓、主动脉夹层、动脉炎可能会导致急性肾动脉闭锁。动脉粥样硬化斑块脱落产生的栓子也可能造成动脉栓塞。肾静脉血栓所导致的急性肾衰竭更为少见。

2. 肾小球疾病

肾小球肾炎、严重塌陷性肾小球疾病也可导致急性肾损伤。肾小球疾病与其他类型急性肾损伤在临床表现上有所不同，需要进行活检以明确诊断。

3. 急性肾小管坏死

急性肾小管坏死常见于缺血和暴露于毒物。缺血导致的急性肾小管坏死以低灌注为特征。肾毒性急性肾小管坏死可能由暴露于多种药物、内源性或外源性毒素导致，并且可能有直接损伤肾小管上皮细胞、导致肾内血管收缩或导致肾小管梗阻几种机制。

急性肾小管坏死病理生理改变常经过如下四个阶段：

（1）起始期：患者肾脏因为缺血或受到毒物作用开始启动自我调节机制来维持肾脏血流量及 GFR，此时尚未发生器质性损害。此时及时采取措施可防止疾病进一步发展。

（2）进展期：缺血或毒物导致肾小管上皮细胞受到损伤。上皮细胞从基底膜脱落，与肾小管分泌的 Tamm－Horsfall 蛋白共同堵塞肾小管。肾小管上皮细胞之间的紧密连接被破坏，致使肾小管管腔内原尿回漏至肾间质。这些因素导致 GFR 迅速下降。此外，急性条件下肾小管上皮细胞能产生并释放多种炎症介质和趋化因子，后者诱导单核巨噬细胞和中性粒细胞浸润，进一步释放活性氧和蛋白酶，加重病变。

（3）持续期：GFR 维持在低水平，尿量少，临床上常出现水、电解质及酸碱紊乱，以及各种尿毒症并发症。

（4）恢复期：肾小管上皮细胞逐渐再生，肾功能也逐渐恢复正常，但会出现由于肾小管上皮细胞重吸收功能恢复慢而产生的多尿期。

4. 肾间质性急性肾损伤

多数为急性间质性肾炎。病因包括严重感染、肾移植排斥反应、自身免疫性疾病、药物过敏性间质性肾炎等（常见引起急性间质性肾炎的药物包括非甾体抗炎药、青霉素、利尿剂和磺胺类药物等）。

（三）肾后性急性肾损伤

肾后性急性肾损伤的主要病因为尿路梗阻。尿路梗阻分为肾外梗阻：前列腺肥大、腹腔内肿瘤、后腹膜纤维化等压迫尿路。肾内梗阻：肾结石或者凝血块堵塞等引起的尿路梗塞。发生尿路梗阻时，尿路内压力传导到肾小囊腔，向入球小动脉传递使其扩张，增加毛细血管静水压，从而维持正常 GFR。如果梗阻长时间存在，肾小囊压力持续升高，将使得 GFR 急剧下降。

二、临床表现及分期

（一）临床表现

急性肾损伤的表现往往比较局限，并没有明确的诊断价值。其症状一般包括氮质血症和患者的基础疾病产生的相关症状。其中较有诊断价值的临床表现包括尿量减少以及尿液颜色呈暗棕色，患氮质血症主诉有厌食、口内有金属感、瘙痒、恶心、意识模糊，以及体内存在液体潴留和高血压。

（二）分期

急性肾损伤可以根据 RIFLE 标准进行分期。根据此标准，可以将急性肾损伤分为如下几期。

（1）危险期：血清肌酐值是基础值的 1.5～2 倍，或 GFR 下降 25%～50%；尿量＜0.5mL/(kg·h)，持续 6 小时。

（2）损伤期：血清肌酐值是基础值的 2～3 倍，或 GFR 下降 50%～75%；尿量＜0.5mL/(kg·h)，持续 12 小时。

（3）衰竭期：血清肌酐值是基础值的 3 倍及以上，或 GFR 下降 75%及以上；尿量＜0.3mL/(kg·h)，持续 24 小时，或无尿持续 12 小时。

（4）失功能期：肾功能完全丧失（如尿毒症）超过 4 周。

（5）终末期：肾功能完全丧失超过 3 个月。

急性肾损伤网络（acute kidney injury network，AKIN）标准是在 RIFLE 分期标准的基础上进行修订，用以诊断急性肾损伤并对其进行分期的新标准。

（1）Ⅰ期：血清肌酐值较基础值升高≥0.3mg/dL，或为基础值的 1.5～2.0 倍；尿量＜0.5mL/(kg·h)，持续 6 小时。

（2）Ⅱ期：血清肌酐值为基础值的 2～3 倍；尿量＜0.5mL/(kg·h)，持续 12 小时。

（3）Ⅲ期：血清肌酐值为基础值的 3 倍及以上，或血清肌酐≥4mg/dL 并且急性上升至少 0.5mg/dL；尿量<0.3mL/(kg·h)，持续 24 小时，或无尿持续 12 小时。

三、并发症

（一）感染

感染是急性肾损伤的常见并发症，也是急性肾损伤导致死亡的主要原因之一。当发现感染时，应尽早使用抗生素进行治疗，根据细菌培养及药物敏感试验结果选用对肾脏无毒或毒性较低的药物，并且需要按照肌酐清除率的改变调整用药剂量。

（二）水、电解质及酸碱失衡

1. 水钠潴留

患者出现少尿或者无尿时，临床上需要控制每天的液体摄入量。由于盐和水的排出减少、体内体液过多，临床上可表现为肺水肿、胸腔或腹腔积液、血压升高和心力衰竭等。若未能控制水分摄入，还可能出现低钠血症，严重时甚至出现水中毒，其临床表现为虚弱、嗜睡、食欲下降以及其他神经性症状。

2. 高钾血症

当肾损伤时，其排钾功能减退，若同时存在感染、溶血以及大量组织损伤导致蛋白质、细胞分解，释放出钾离子；体内存在酸中毒，细胞内钾离子转移至细胞外；摄入含钾离子过多的食物，输入大量库存血；服用保钾利尿剂等均能加重高钾血症。

高钾血症是急性肾损伤严重的并发症之一。在早期，高钾血症一般无明显的特征性临床表现，并且其症状逐步出现，容易与其他并发症表现混淆。轻度高钾血症（血钾浓度<6mmol/L),临床上没有明显症状，心电图表现也不明显。但血钾上升就会出现如恶心、呕吐、肢端麻木等感觉异常，以及烦躁、意识淡漠等神经系统症状，并且出现心率减慢。当高钾血症发展到后期，就会出现心脏传导阻滞甚至心室颤动。

一般情况下，由于高钾血症在心电图上的改变可先于其临床表现，使用心电图监测急性肾损伤尤为重要。一般在血钾浓度>6mmol/L 时，心电图上能看到 T 波高耸但基底较窄。随着血钾浓度升高，会出现 P 波消失、QRS 波增宽、S－T 段与 T 波融合、P－R 间期延长、房室传导减慢，以及心动过缓等表现。但血钾浓度与心电图表现之间会出现不一致，故观测动态血钾变化也很重要。同时，由于心肌同样受到钠离子、钙离子浓度和酸碱平衡的影响，合并出现低钠血症、低钙血症和酸中毒时，临床症状更为严重，心电图表现也更为显著，并且更容易发生各种心律失常。高钾血症所导致的心律失常以及上形性迟缓型呼吸肌麻痹是急性肾损伤的常见死因之一，早期使用透析治疗可防止其发生。

3. 代谢性酸中毒

肾损伤时，由于肾小管泌酸保碱能力下降，酸性代谢产物排出减少，导致血浆内碳酸氢根浓度下降，出现代谢性酸中毒。患者可出现恶心、呕吐、乏力、嗜睡、呼吸加深加快，甚至昏迷。酸中毒还可使人体对儿茶酚胺反应性降低，导致血压降低甚至休克。

4. 其他酸碱失衡

当肾损伤时，还可出现低钠血症、低氯血症、低钙血症、高磷血症等。低钠血症和低氯血症多同时存在。低钠血症一般为稀释性，也可能由腹泻等引起钠盐丢失过多或者使用大剂量利尿剂导致。细胞外低钠使得水分向细胞内渗透，出现细胞水肿等症状，严重时表现为脑水肿，主要表现为乏力、嗜睡、意识障碍、定向力降低甚至昏迷。低氯血症一般是由胃肠道大量失水或使用髓袢利尿剂导致，患者可能出现呼吸变浅、抽搐等表现。

由于60%~80%磷酸盐经肾排出，高磷血症是急性肾损伤常见的并发症。高磷时骨组织对甲状旁腺激素产生抵抗以及维生素D_1水平降低，患者可能发生低钙血症。临床上主要表现为肢端、口唇麻木感，肌肉痉挛，以及震颤、麻痹等；心电图则表现为Q-T间期延长、非特异性T波改变、S-T段延长；血钙低于0.88mmol/L时可能出现严重的平滑肌痉挛、抽搐和癫痫发作等。

（三）心力衰竭

由于高钾血症等因素对心肌细胞以及血压的影响，心力衰竭也是急性肾损伤常见的并发症。由于肾脏的损伤，常用治疗心力衰竭的药物（利尿剂、洋地黄等）一般疗效较差，并且容易发生药物中毒。

四、实验室检查与诊断

（一）尿液检查

急性肾损伤尿液检查结果见表4-1。

表4-1　急性肾损伤尿液检查结果

病因	尿沉渣	FE_{Na} *	尿蛋白
肾前性氮质血症	偶见透明管型	<1	没有或仅有微量
缺血	上皮细胞、颗粒管型	>2	微量至少量
急性间质性肾炎	白细胞、白细胞管型、嗜酸性粒细胞、上皮细胞、红细胞	>1	少量至中等量
急性肾小球肾炎	变形红细胞、红细胞管型	早期<1	中等量至大量
肾后性急性肾损伤	红细胞，偶见透明管型	早期<1，晚期>1	没有
肿瘤溶解	尿酸结晶		没有或仅有微量
动脉/静脉血栓	红细胞		少量或中等量
乙二醇	草酸钙结晶		没有或仅有微量

注：*，FE_{Na}，滤过钠排泄分数。

（二）血常规检查

急性肾损伤的诊断主要依赖于血清肌酐的变化。在RIFLE、AKIN等标准下，以下几点均可以作为诊断标准。

（1）血清肌酐在48小时内至少上升26.5μmol/L。

（2）血清肌酐在过去 7 天内上升 50%或以上。

（三）肾功能检查

（1）成人尿液排出量在 6 小时内、儿童及青少年在 8 小时内小于 0.5mL/kg。

（2）儿童及青少年的 GFR 在过去 7 天内下降 25%及以上。

（四）生物学标志物

血清半胱氨酸蛋白酶抑制剂 C（cystatin C，CysC）是主要标志物之一。其能够比血清肌酐早 1～2 天提示急性肾损伤。CysC 是有核细胞持续以恒定速率产生的内生半胱氨酸蛋白酶抑制剂。通过测定 CysC 能够间接得出 GFR。此测量方法干扰因素较小、诊断准确性较高，可以代替内生肌酐测定值来反映 GFR。CysC 的正常值为 0～1.2.

（五）影像学检查

用于观察肾脏是否有体积增大或萎缩的现象，并可以检测出由结石、肿瘤压迫等肾后性因素导致的急性肾损伤的病因。

（六）肾活检

若以上检查均不能查明病因，可通过肾穿刺活检明确诊断。

五、鉴别诊断

（一）急性肾损伤与慢性肾衰竭

根据原发病因、病情的急骤程度，结合实验室检查结果和临床表现做出诊断。但如果患者病史不清或就诊时已有肾衰竭，则需要根据其他特点进行鉴别。

慢性肾衰竭常有以下特点。

（1）有既往慢性肾脏病史，BUN（mg/dL）/SCr（mg/dL）≤10，日常有多尿或夜尿等表现。

（2）常伴有贫血、肌酐（指甲肌酐、头发肌酐与血清肌酐）明显增高。

（3）有慢性病病容表现，或与慢性肾衰竭明显相关的心血管疾病等并发症表现。

（4）超声显示双肾缩小或结构变化（发生多囊肾、糖尿病肾病等疾病时肾体积可增大）。

急性肾损伤一般不存在慢性肾脏病史，一般有明显的诱因，BUN（mg/dL）/SCr（mg/dL）>10，不存在贫血或贫血程度轻，血清肌酐明显增高，指甲与头发中肌酐不增高，肾脏体积未见明显变化。

当然，慢性肾脏病患者受到某些因素影响时也可能出现肾功能急性恶化，称为慢性肾脏病基础上的急性肾损伤。此类患者一般兼具两种疾病的临床特点，较为复杂。因此在进行鉴别诊断时需要详细询问患者的病史和用药史，合理进行辅助检查和实验室检查，对得到的临床资料进行仔细分析，必要时可考虑行肾活检以帮助诊断。

（二）肾前性急性肾损伤与肾后性急性肾损伤

肾前性急性肾损伤和肾后性急性肾损伤的鉴别要点见表 4－2。

表 4－2　肾前性急性肾损伤和肾后性急性肾损伤的鉴别要点

	肾前性急性肾损伤	肾后性急性肾损伤
病因	各种原因导致的肾血流灌注不足	尿路梗阻导致肾小囊压力增高，GFR 显著下降
诱因	各种有效灌注不足：脱水、休克、失血、心力衰竭等	尿路梗阻：尿路肿瘤、结石、血块，前列腺肥大等
尿量变化	尿量减少，尿常规检查可能正常	尿量与梗阻前相比有明显变化，可能出现无尿、少尿；或多尿与无尿交替出现
其他	BUN 与 SCr 值均增高，且 BUN（mg/dL）/SCr（mg/dL）＞20	影像学检查常见双侧肾盂积液、输尿管扩张或膀胱尿潴留

（三）肾性急性肾损伤

疑似急性肾损伤的患者可做补液试验、呋塞米试验帮助诊断。对于中心静脉压降低的患者，在 1 小时内静脉滴注 5％葡萄糖溶液 1000mL，观察 2 小时。若补液后，患者尿量增加至 40mL/h，则提示为肾前性急性肾损伤；若无明显变化则提示急性肾小管坏死。此时还可做呋塞米试验（静脉注射呋塞米 4mg/kg 后观察 2 小时）进行进一步鉴别，若尿量仍未升高至 40mL/h，则应高度怀疑急性肾小管坏死。

（1）急性肾小管坏死：详细询问病史、用药史后进行补液。充分补液后或心力衰竭得到控制后尿量未出现明显增高，并且超声提示双肾大小无明显变化，肌酐（指甲或头发）正常，则可做出诊断。若以上指标仍不能明确诊断，则应进行肾活检，病理标本呈现典型改变时则可确定为急性肾小管坏死。

（2）急性间质性肾炎：临床上常见的病因是药物作用以及感染，此外还包括自身免疫性疾病、肿瘤、代谢性疾病等。抗生素问世后，药物作用成为急性间质性肾炎的最常见病因。故询问患者患病前用药史、感染史以及系统性疾病史尤其重要。实验室检查中急性间质性肾炎一般表现为轻、中度蛋白尿，尿糖阳性，少见血尿和管型尿，部分可见白蛋白尿与嗜酸性粒细胞尿。临床上表现为伴随发热、皮疹与关节疼痛等变态反应。与急性肾小管坏死进行鉴别时应该进行肾活检。若病理上表现出肾间质细胞浸润、水肿，提示急性间质性肾炎。

（3）肾小球以及肾微小血管疾病：见于肾炎（如新月体肾炎、狼疮肾炎、IgAN 和紫癜性肾炎等）。临床上主要表现为血尿、蛋白尿、高血压等，某些疾病伴有特殊的肾外特征，如皮疹、关节痛等。实验室检查如补体、各种抗体以及肾活检检查可帮助鉴别。

（4）肾血管疾病：临床上并不多见，主要包括双侧肾动脉栓塞、肾静脉血栓、主动脉夹层、动脉粥样硬化斑块栓塞等，其中栓塞为主要原因。患者若存在长期心房颤动史、近期心梗病史、既往动脉粥样硬化病史、近期心脏手术史，应重点考虑动脉栓塞导致的肾血管疾病。若患者处于高凝状态、长期卧床、突然出现腹痛腰痛、恶心呕吐，则应考虑肾静脉栓塞。此外，肾癌、外伤以及其他肾病患者，若表现出肾区疼痛、血尿以及突发性少尿或无尿，也可考虑肾静脉栓塞。明确诊断需要进行肾区血管超声检查，必要时可进行血管造影。

六、预防与治疗

（一）预防

肾前性急性肾损伤占急性肾损伤的大部分，并且常常能够有效地预防。其危险因素包括：①肾功能下降，高龄、患有慢性肾脏病；②有效循环血量不足，低血压、失血、脱水、心脏功能低下、心脏手术后、脓毒血症等；③肾毒性物质，内源性肾毒性物质包括血红蛋白、肌红蛋白，外源性肾毒性物质包括某些药物和毒素等。以上因素的存在可显著提高急性肾损伤的发病风险。这些危险因素均拥有不同的危险评分系统，如心脏手术后的预警评分、心力衰竭所致急性肾衰竭的预警评分系统等。这些评分系统能够帮助临床医生快速识别高危患者，帮助其采取预防措施，有效减少其发病率。

（二）治疗

不同病因导致的急性肾损伤治疗方法不完全相同，但它们具有共同治疗原则：识别病因并及时干预，维持水、电解质和酸碱平衡，防治其他并发症，适时选择肾脏替代治疗。

1. 识别病因并及时干预

肾前性急性肾损伤需要尽快恢复有效血容量，进行静脉补液（心脏病患者需要注意避免诱发心力衰竭）、纠正低血压、改善肾血流灌注等。肾性急性肾损伤需要积极治疗原发肾脏病，如急性肾小管坏死需要积极纠正缺血以及除去肾毒性因素，急性药物过敏导致的急性间质性肾炎需要立即停用可疑药物并给予激素治疗。肾外梗阻所致的肾后性急性肾损伤需要尽快解除梗阻，必要时进行手术。

2. 治疗并发症

（1）水、电解质及酸碱失衡：当患者出现尿量变化时，若未进行透析治疗，则需要严格控制每天液体入量。以“量入为出”为原则。

每天液体入量=前一天显性失水量+不显性失水量−内生水量

显性失水：经尿液、粪便、呕吐物、引流物等丢失的水分。

不显性失水：经呼吸、皮肤出汗等丢失的水分。

内生水：机体新陈代谢产生的水分。通常情况下不显性失水量与内生水量差值为500mL。

当患者出现尿量减少时，应警惕出现高钾血症。

（2）感染：感染是急性肾损伤的主要致死原因之一。发现感染时应尽早使用抗生素进行治疗，根据细菌培养实验和药敏试验结果选用肾毒性低的药物，并时刻关注肌酐清除率，及时调整药物剂量。

（3）心力衰竭：治疗原则与其他类型心力衰竭相似，但应注意急性肾损伤患者对利尿剂以及洋地黄的反应很差，并且药物排泄减少，容易发生洋地黄中毒。故在针对心力衰竭进行治疗时应主要以扩血管为主。面对容量过多的患者，最有效的方法是尽早开始血液净化治疗。

3. 肾脏替代治疗

肾脏替代治疗包括腹膜透析（peritoneal dialysis，PD）、间歇性血液透析（intermittent hemodialysis，IHD）以及连续性肾脏替代治疗（continuous renal replacement therapy，CRRT）。

对于何时开始肾脏替代治疗目前仍存在很多争议。多数学者认为，高分解型急性肾损伤患者应及时进行肾脏替代治疗，其余类型患者可考虑先进行保守治疗，保守治疗无效并达到以下指标的情况下开始替代治疗：①SCr＞5mg/dL。②HCO_3^-＜13mmol/L。③血钾＞6.5mmol/L。④有严重肺水肿。⑤尿毒症症状严重，如出现尿毒症脑病及心包炎。

在选择何种肾脏替代治疗方面，目前PD已较少运用于危重症治疗，但现在并无明确的证据显示IHD与CRRT的优劣。多数学者认为，IHD和CRRT可在医疗实践中相互补充。IHD的优势在于治疗的安全性、可操作性与经济性，在需要快速控制严重高钾血症时可首先考虑；CRRT的优势在于血流动力学稳定性，尤其适用于超负荷的血流动力学不稳定、急性合并性肝肾损伤、脑损伤的患者。近年来延长时间的间歇性肾脏替代治疗（prolonged intermittent renal replacement therapy，PIRRT）的运用逐渐广泛，作为传统CRRT的一种替代模式，其兼具IHD和CRRT两者的优点，但需要进一步研究。

七、预后

若急性肾损伤能够及时得到诊断并且病因得到纠正，肾功能就能完全恢复正常。在肾后性急性肾损伤中，若能够及时解除梗阻，肾功能大多也能恢复正常。肾性急性肾损伤患者的预后情况则与其患有的基础肾病对肾功能的影响密切相关。急性肾小球肾炎以及小血管炎的患者若及时得到治疗，其肾功能一般虽不能完全恢复，但常常可转化为慢性肾脏病；急性肾小管坏死以及急性间质性肾炎若发现及时并得到治疗，预后一般较好，多数患者的肾功能能够部分或完全恢复，只有部分患者会遗留不同程度的肾损害并转化为慢性肾脏病。此外，在急性肾损伤基础上若合并严重并发症，则预后一般较差。

八、护理

（一）护理诊断

（1）体液过多：与水钠潴留、GFR降低有关。

（2）营养失调：营养摄入量低于机体需要量。与患者食欲减退、蛋白摄入受限、血液（腹膜）透析的替代治疗、原发疾病的影响等因素有关。

（3）有感染的风险：与机体免疫力降低、侵入性操作及外伤等有关。

（4）潜在并发症：水、电解质及酸碱失衡，出血及肺水肿。

（5）焦虑：与患者缺乏疾病相关知识、担忧疾病治疗及预后有关。

（二）护理计划/目标

（1）患者机体维持正常体液量，水肿减轻或消退，尿量增加。

（2）患者营养状况恢复正常，体重稳定。

（3）患者抵抗力增加，未出现发热等感染症状。

（4）患者维持水、电解质及酸碱平衡，未出现高钾血症及代谢性酸中毒等危害患者生命的常见并发症。

（5）患者及家属掌握急性肾损伤相关疾病知识，焦虑程度减轻，主动配合临床治疗及护理。

（三）护理措施

1. 针对体液过多的护理

（1）体位：嘱患者绝对卧床休息，以减少机体代谢产物的生成；嘱患者抬高下肢，以促进静脉回流，缓解肢端水肿。

（2）“量入为出”原则：严格记录患者 24 小时尿量，同时观察尿的性状与颜色，指导患者留取尿标本。补液过程中坚持“量入为出”的基本原则（计算方法与急性肾小球肾炎相同）。定时观察患者有无以下典型体液过多的临床表现：水肿加剧，体重增加（每天体重较前一天增加 0.5kg 以上，提示体液过多），血钠浓度降低，中心静脉压大于 1.17kPa，X 线胸片提示肺部充血征象，在未发生感染的情况下出现心率增快、呼吸急促及血压升高等。

（3）遵医嘱使用利尿剂：注意观察用药的效果及不良反应，即电解质紊乱、血压下降、氮质血症等。

2. 针对电解质紊乱的护理

监测患者血钾、钠、钙等电解质的变化，掌握高钾血症、低钙血症、代谢性酸中毒等的临床表现及急救措施，及时报告医生。

（1）高钾血症的相关护理：高钾血症为急性肾损伤的重要致死原因，因此需要密切监测血钾的浓度。当血钾＞6.5mmol/L，心电图出现 T 波高尖、QRS 波变宽、S－T 段压低，应遵医嘱进行紧急处理。

1）注射钙剂：10％葡萄糖酸钙溶液 10～20mL，经稀释后，以大于 5 分钟的时间缓慢静脉推注。

2）静脉滴注 100～200mL 的乳酸钠溶液或 5％碳酸氢钠溶液：纠正机体酸中毒，同时促使钾离子流动至细胞内。

3）静脉缓滴 6～12U 胰岛素与 50～100mL 的 10％葡萄糖溶液：促进机体合成糖原，促进钾离子流入离子浓度相对较低的细胞内。

对于血钾浓度未到高钾血症诊断标准的患者，可通过限制富含钾的食物摄入来降低血钾，如薯类、紫菜、菠菜、香蕉及腌制品等。积极预防和控制感染、纠正早期代谢性酸中毒、禁用库存血等都是预防高钾血症发生的措施。

（2）低钙血症的相关护理：密切观察患者的体征，及时发现腱反射亢进、肢端麻木、易激惹、局部抽搐等早期临床征象。可嘱患者摄入钙含量较高的食物，如牛奶及豆制品。遵医嘱使用维生素D或钙剂。

(3) 代谢性酸中毒的相关护理：严重的代谢性酸中毒可能加重高钾血症，需要及时观察并采取相关护理措施。当 HCO_3^- 浓度小于 15mmol/L 时，予以 100～250mL 的 5%碳酸氢钠溶液静脉滴注，同时动态监测患者的动脉血气分析。如出现严重代谢性酸中毒，应立即开始透析。

(4) 透析治疗：严重脑病、心包炎、代谢性酸中毒、高钾血症、尿毒症综合征等均为透析的指征。

3. 针对急性肾损伤特殊病程的护理

(1) 多尿期的相关护理：多尿期初始阶段，并发症依然存在威胁患者生命的可能。虽然由少尿期转为多尿期标志着肾功能的逐渐恢复，但是肾小球滤过率仍未完全恢复，肾小管浓缩功能仍较差，所以护理重点仍为维持机体水、电解质平衡，预防氮质血症的发生，积极治疗原发疾病且防治各种并发症。严格控制蛋白质的摄入，即小于20g/d。转入多尿期 5～7 天，大部分患者氮质血症有一定的好转，可稍放宽蛋白摄入限制，即 0.5～0.8g/(kg·d)。予以高糖、高热量及高维生素饮食。液体入量若按出量加不显性失水量计算，可使多尿期延长，故液体入量一般为尿量的 2/5，其中半量为生理盐水，半量为 5%～10%葡萄糖溶液。若患者 24 小时尿量大于 2000mL，需补充钾离子。

(2) 恢复期以后的相关护理：一般护理，无特殊。嘱患者定期就诊随访肾功能，同时提醒患者避免使用有肾毒性的药物。病情稳定后恢复正常饮食，蛋白质以1.0g/(kg·d) 的标准摄入，能量以 30～35kcal/(kg·d) 的标准摄入，补充充足的维生素等。

4. 心理护理

急性肾损伤是危急重症之一，患者可能有恐惧感及濒死感，需要鼓励患者表达其对疾病的感受，了解患者对疾病所持的态度。在整个护理过程中，应向患者及家属介绍及解释该病发展过程及预后情况，以减轻患者焦虑情绪。

同时，当患者发生精神方面的改变时，应解释该行为是由疾病引发的病理生理改变，积极消除家属的疑虑。应随时观察评估患者的意识情况，判断是否出现肾性脑病的先兆。

5. 健康指导

(1) 生活指导：指导恢复期患者加强营养摄入，适度锻炼，增强抵抗力；注意个人的清洁卫生，注意防寒保暖；避免手术及外伤等。对女性患者还应指导其采取正确的避孕方式，以免妊娠加重肾功能负荷。指导患者定期门诊随访，定时监测肾功能及尿量。

(2) 预防疾病指导：教育患者增强自我保健意识，慎用氨基糖苷类抗生素等具有肾毒性的药物。尽量避免需使用大剂量造影剂的X线检查，尤其是老年人及肾血流灌注不良的患者。预防感染，避免各种应激因素的影响。

(3) 出院指导：出院前应明确患者及家属的具体需要，给予相应的出院指导，包括用药方式、饮食、锻炼方法等。告知患者出现相关症状后应及时就诊。

（四）护理评价

经过治疗和护理，患者是否达到：①焦虑及恐惧程度减轻。②未发生感染。③营养维持平衡。④出入量维持平衡。⑤水、电解质和酸碱维持平衡。

第五章 慢性肾衰竭

美国国家肾脏基金会（National Kidney Foundation，NKF）发布的肾脏病患者预后及生存质量（Kidney Disease Outcome Quality Initiative，K－DOQI）指南定义慢性肾脏病（chronic kidney disease，CKD）是肾脏结构或功能异常大于3个月，并对健康有所影响的一类疾病。诊断标准：①出现肾损伤的标志，持续3个月以上，如尿沉渣异常、白蛋白尿、肾小管病变所引起的电解质紊乱、肾脏病理学检查异常、影像学检查下的肾脏结构异常、肾移植病史。②GFR下降至＜60mL/(min·1.73m^2）且持续3个月以上。慢性肾衰竭常常是慢性肾脏病最终的归宿，是指各种慢性肾脏病导致肾功能进行性下降，剩余的肾单位不能维持功能，代谢废物和毒物在体内潴留，水、电解质及酸碱失衡，并伴有一系列临床症状的临床综合征。慢性肾衰竭患者若不及时进行治疗，GFR进行性降低至15mL/(min·1.73m^2)，会出现尿毒症症状与体征，进展为终末期肾病。

一、病因及发病机制

（一）病因

慢性肾衰竭是许多肾脏病患者晚期的最终归宿。凡能引起肾实质渐进性损害的疾病均可引起慢性肾衰竭，包括慢性肾实质疾病、全身性疾病和尿路梗阻。引起慢性肾衰竭的慢性肾实质疾病包括原发性或继发性肾小球肾炎、间质性肾炎等。在我国，慢性肾小球肾炎是导致终末期肾病的主要病因，其次为肾小管间质疾病。继发于全身性疾病的肾损伤包括糖尿病肾病、高血压肾损害、狼疮肾炎。慢性尿路梗阻所引发的慢性肾衰竭主要病因为尿路结石、前列腺肥大、膀胱肿瘤等。

（二）发病机制

1. 疾病进展的主要学说

当有肾单位因病变被破坏时，其他残存肾单位的形态和功能都会出现代偿性改变。在代偿早期，残余健存肾单位的代偿可以弥补肾功能减退，使肾功能处于正常状态。但若有功能的肾单位过度代偿、进一步丧失，肾功能就会进行性减退，最终引起机体内环境紊乱且发展为尿毒症。若GFR降低至正常的25%，那么即使解除原发病，也会无法避免地发展为终末期肾病。

关于肾功能由代偿发展为衰竭的具体机制现在仍不清楚，可能为多因素综合作用的结果。人们针对慢性肾衰竭的发病机制提出了多种假说，虽都不能完整地阐明其全部发病过程，但以下四种学说可部分阐明慢性肾衰竭的发病机制。

（1）健存肾单位学说：该学说提出者 Bricker 认为机体处于慢性肾脏病状态时，各种肾脏的损害因素持续地作用于肾脏，肾单位不断地被破坏且失去功能，而其他损伤较轻或未损伤的“健存”或“残存”肾单位在代偿期可发生代偿性肥大，维持肾脏正常的功能，进而维持内环境稳定。但随着疾病的进一步进展，健存的肾单位逐渐减少，出现无法代偿的情况，引发内环境紊乱，出现肾功能不全的临床表现。

该学说主要强调了原发病因引起肾单位破坏，而忽略了代偿作用对肾单位的损伤。因此对于原发病因已消失的慢性肾衰竭，健存肾单位学说很难解释。

（2）矫枉失衡学说：该学认为机体产生某些代偿机制，在纠正内环境紊乱的时候产生新的失衡，这种失衡会使机体进一步受到损害。例如，慢性肾衰竭晚期出现高钾血症，刺激机体醛固酮分泌增加，其作用于远曲小管与肾小管产生保钠排钾的效应，纠正了高钾血症，但同时会造成水钠潴留，加快了肾性高血压的发展。

矫枉失衡学说揭示了机体代偿所产生的作用，也解释了新的失衡所产生的致病作用，明确了代偿作用与慢性肾衰竭病程发展的关系。

（3）肾小球过度滤过学说：该学说认为在健存的肾单位数量减少时，剩余的肾单位发生代偿性肥大，肾小球毛细血管压力增加，进而过度滤过，在早期可以起到代偿适应作用，但代偿的肾单位负荷过重时，肾小球硬化进一步加重肾单位损伤，最终代偿失调。

该学说主要强调肾单位被破坏之后，其他肾单位代偿至失代偿的发病过程，合理解释了肾单位进行性减少的机制。

（4）肾小管-间质损伤学说：该学说认为在间质炎症细胞浸润、慢性缺氧、肾小管高代谢的作用下，肾小管间质出现损伤，使间质纤维化、肾小管萎缩，进一步损伤肾单位。

2. 肾单位功能丧失的具体机制

（1）原发病因的作用：各种慢性肾脏病和累及肾脏的全身性疾病都可以引起肾单位的进行性破坏，使其功能丧失，如通过免疫反应（如膜性肾小球肾炎、狼疮肾炎等）、炎症反应（如慢性肾盂肾炎、慢性肾小球肾炎等）、缺血（如结节性多动脉周围炎、肾动脉狭窄等）、肾小管机械性梗阻（如尿路结石、前列腺肥大等）、大分子物质的沉积（如淀粉样变性等）等多种机制引起损伤。但存在一些病例，在原发病因已被控制的情况下，肾单位仍然不断地损伤，这提示肾单位功能的丧失不仅是原发病因的结果，还存在继发性机制。

（2）继发性进行性肾小球硬化：如上所述，在原发病因已被消除后，慢性肾衰竭病程仍在发展，其主要原因就是存在继发性进行性肾小球硬化。其机制主要与残存肾单位的肾小球血流量增加和毛细血管压力升高有关，即原发病因引起部分肾单位损伤时，剩余健存的肾单位会出现代偿性肥大、滤过率增高。同时基底膜的通透性增高，血浆大分子物质更容易通过基底膜进入系膜区，刺激细胞外基质生成增多和系膜细胞过度生长，系膜区扩张，最终致使肾小球硬化。

（3）肾脏局部炎症：当肾小球的内皮细胞受损时，肾小球内可出现微炎症反应。微炎症是指由非病原微生物感染所引起的全身循环中促炎细胞因子、炎症蛋白升高，致使患者出现伴有各种并发症的非显性炎症状态。肾小球微炎症反应可介导炎症细胞与系膜细胞相互作用，从而激活系膜细胞，使其功能紊乱，细胞外基质大量生成，肾小球发生纤维化甚至硬化。

(4) 肾间质慢性缺血、缺氧：慢性肾衰竭患者的肾小管间质会发生慢性缺血、缺氧，这不仅会造成肾小管功能与结构的损坏，还能促使肾小球纤维化甚至硬化。其主要机制为缺血、缺氧的环境会促使组织产生各种各样的细胞因子、生长因子，这些因子可使细胞外基质代谢紊乱、肾小球系膜纤维组织增生以及各种细胞损伤，最终使肾小球纤维化甚至硬化。除此之外，肾小管间质慢性缺血、缺氧可导致肾小管受损，出现无肾小管的肾小球，最终变成萎缩硬化的肾小球。

二、临床表现

慢性肾衰竭患者的肾功能损伤是缓慢的、渐进发展的。在肾脏的强大代偿储备能力作用下，即便肾脏发生病变，也可以维持机体内环境相对的稳定，不会出现明显症状与体征，或仅有夜尿增多、腰酸或乏力等。但当肾脏的病变损伤到一定程度、功能代偿不全时就会出现相应的临床表现。

（一）神经系统

与水、电解质及酸碱失衡，尿毒症毒素，感染，药物以及精神刺激等相关，可分为中枢神经系统功能紊乱（尿毒症性脑病）和周围神经病变。此外，透析的患者可能出现透析引起的透析相关性神经系统并发症。

（二）心血管系统

1. 左心室肥大和高血压

慢性肾衰竭的任何阶段都可能出现高血压，压力负荷增加，进而左心室代偿性肥大。其主要原因是细胞外液增加、水钠潴留导致容量负荷过大，交感神经反射增强，肾素－血管紧张素－醛固酮系统活性升高，内皮素分泌增加和一氧化氮产生减少导致的内皮细胞功能异常等。肾性高血压发生机制如图 5－1 所示。

约 95％的终末期肾病患者合并高血压，在动态监测血压中发现血压呈现“反勺形”和“非勺形”的高危患者，需调整治疗方案。

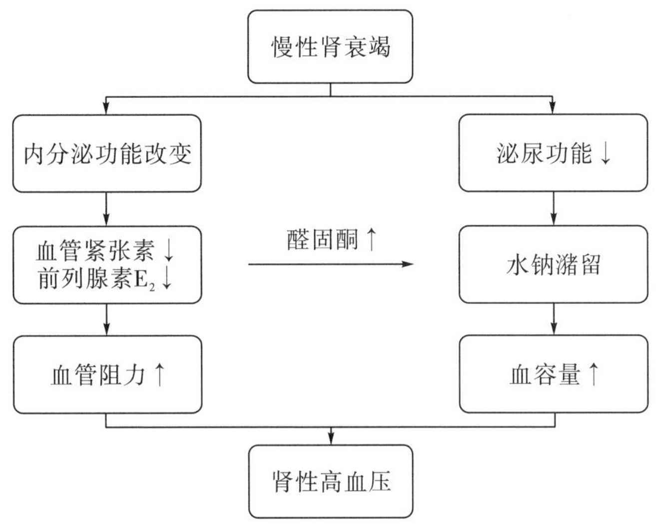

图 5-1 肾性高血压发生机制示意图

2. 冠状动脉粥样硬化和周围血管病

高同型半胱氨酸血症、高血压和脂质代谢紊乱等会加快动脉粥样硬化和周围血管病的发生，钙磷代谢紊乱导致的血管转移性钙化也是主要致病因素。

3. 充血性心力衰竭

慢性肾衰竭患者因水钠潴留、贫血、高血压、电解质紊乱、酸中毒以及心肌病变、心肌缺氧和心肌钙化，可有充血性心力衰竭的发生。心力衰竭是很严重的并发症，因此积极地控制心力衰竭有助于改善慢性肾衰竭预后，提高患者的生活质量。

4. 心包炎

尿毒症性心包炎发生率>50%，但仅6%～17%的患者有明显的症状。早期的表现为随呼吸加重的心包周围疼痛，并伴有心包摩擦音。随着病情进展会出现心包积液，甚至心脏压塞，但在充分透析后症状可明显缓解。

渗析相关性心包炎较为常见，常发生于透析不充分的患者。其具体的发病机制尚不明确，但可能与毒素潴留、继发性甲状旁腺功能亢进等有关。

5. 心律失常和心源性猝死

终末期肾病患者可出现高钾血症，常伴有心律失常，其易发生于血液透析的过程中，可导致猝死，为终末期肾病患者重要的死亡原因。

（三）呼吸系统

慢性肾衰竭患者在晚期即使是在无容量负荷的条件下也会发生肺充血和水肿，称为尿毒症肺水肿，临床上表现为肺活量减少和弥散功能障碍。15%～20%的患者可能会发生尿毒症性胸膜炎。伴有钙、磷代谢障碍时将发生肺转移性钙化，临床表现为肺功能减退。

（四）消化系统

晨起恶心、食欲缺乏和呕吐是慢性肾衰竭常见的早期症状。晚期患者胃肠道的每一处都可出现溃疡、黏膜糜烂，从而引发胃肠道出血。

（五）血液系统

1. 贫血

贫血是慢性肾衰竭患者常见的临床表现，在慢性肾衰竭病程的不同阶段均可以出现不同程度的贫血。许多原因可导致慢性肾衰竭患者合并贫血，其特点是促红细胞生成素缺乏引起正细胞正色素性贫血，主要包括：①营养不良性贫血，其中缺铁性贫血最为常见。②肾脏生成的促红细胞生成素不足。③血液透析失血、消化道出血、多次抽血检查等引起出血性贫血。④尿毒症毒素引起骨髓造血微环境病变进而使红细胞寿命缩短。⑤伴有血液系统疾病，如肿瘤等。肾性贫血发生机制如图 5−2 所示。

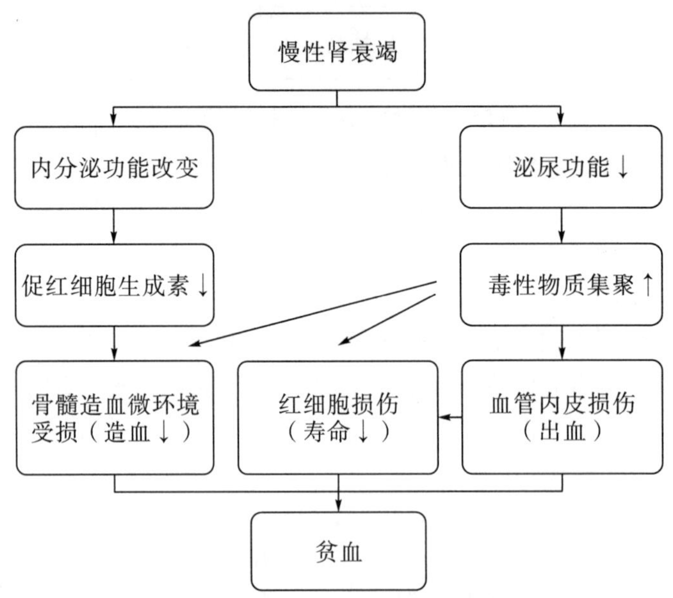

图 5−2　肾性贫血发生机制示意图

需要注意的是，贫血的严重程度和肾功能受损的程度一致但非完全平行，其中合并肾间质病变的慢性肾衰竭患者更容易早期出血而患贫血，且程度较重。当有与肾损害程度不完全平行的中、重度贫血，需要查找病因，注意是否合并有血液系统疾病。

2. 出血倾向

慢性肾衰竭患者伴有出血倾向，出血部位多为黏膜下、皮下或器官，但大多不严重。一般临床表现为胃肠道出血、有创操作后出血、皮肤淤斑、鼻出血、月经量增多，严重的患者可出现出血性心包炎、颅内出血。多与尿毒症患者的血小板功能障碍有关。

（六）皮肤

皮肤病变是影响患者生活质量的因素之一，主要表现为瘙痒、弥漫性皮肤棕色素沉着、干燥，其中瘙痒发生原因与继发性甲状旁腺功能亢进症与皮下组织钙化有关。

（七）矿物质和骨代谢异常

慢性肾衰竭所引起的矿物质和骨代谢异常（mineral and bone disorder，MBD）是由慢性肾衰竭引起的骨代谢紊乱和系统性矿物质代谢紊乱，又称为肾性骨营养不良或肾性骨病，其发生机制如图 5－3 所示。

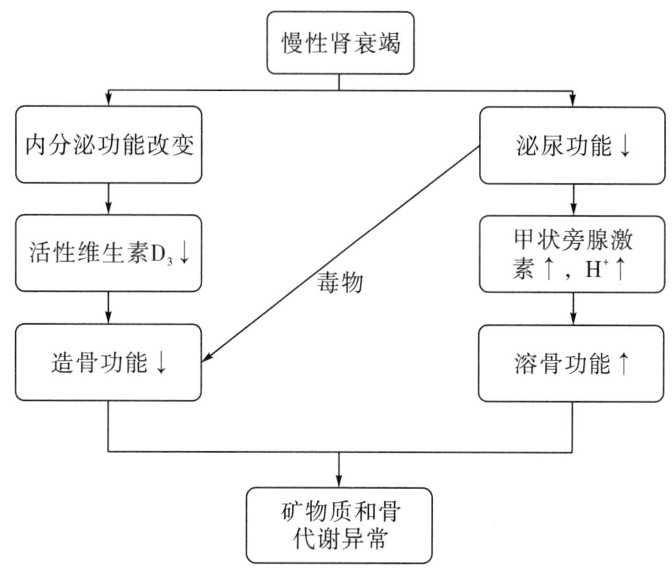

图 5－3　矿物质和骨代谢异常发生机制示意图

慢性肾衰竭患者早期，无明显肾性骨病的症状，但随着慢性肾衰竭进展，肾功能损伤增加，出现低钙血症、维生素 D 水平低下和高磷血症，诱发甲状旁腺增生与甲状旁腺激素（parathyroid hormone，PTH）合成和分泌，引起继发性甲状旁腺功能亢进（secondary hyperparathyroidism，SHPT），进一步促进了肾性贫血、肾性骨病、皮肤和神经病变以及心血管并发症的发生，导致一系列临床表现。根据骨动力状态和组织形态学的变化，肾性骨病可分为 3 类。

（1）高转化性骨病：又称为甲状旁腺功能亢进性骨病，其临床表现为纤维囊性骨炎，可能伴有骨质疏松与骨硬化。合并甲状旁腺激素水平升高是其特点。

（2）低转化性骨病：又称为无力性骨病，早期表现为骨软化症。其发生除与维生素 D 的缺乏有关外，同铝中毒的关系更加密切。此外，治疗甲状旁腺功能亢进症时，服用过量的钙和维生素 D 可导致再生不良性肾性骨营养不良。甲状旁腺激素水平相对较低为其临床特征。

（3）混合性骨病：兼具高转化性骨病与低转化性骨病的临床表现，多为纤维性骨炎与骨软化并存。

（八）内分泌代谢失调

晚期的慢性肾衰竭患者常合并甲状腺功能减退，血浆中游离三碘甲状腺原氨酸水平低下，且甲状腺素与甲状腺素结合球蛋白的结合能力下降。大多数女性患者会出现闭经、不孕；男性患者则会出现阳痿、精子缺乏和精子发育不良症状。患者的雌激素、雄激素水平降低，促卵泡激素和黄体生成素水平升高，高催乳素血症常见。肾脏对胰岛素清除能力减弱，外周组织，特别是肌肉组织对胰岛素产生抵抗，进而致使糖利用障碍。

（九）代谢性酸中毒

成人每天蛋白代谢可产生 1mmol/kg H^+。肾衰竭患者由于肾小管分泌 NH_4^+、产氨的功能低下，每天尿中 H^+ 的总排泄量仅 30～40mmol，所以每天会有 20～40mmol 的 H^+ 不能排至体外而在体内潴留。长期代谢性酸中毒会加重慢性肾衰竭患者的肾性骨病、营养不良以及心血管并发症，严重的代谢性酸中毒为慢性肾衰竭患者的重要死亡原因。

（十）感染

慢性肾衰竭患者常合并淋巴组织萎缩和淋巴细胞减少，并且由于高血糖、酸中毒、营养不良以及血浆和组织高渗透压，会出现白细胞功能障碍。临床上表现为泌尿系统、呼吸系统以及皮肤等部位的各种感染。感染是慢性肾衰竭患者的重要死亡原因。

三、实验室检查与特殊检查

慢性肾衰竭患者因原发病因不同，可出现不同特征的实验室检查和特殊检查征象。而伴随慢性肾衰竭病程的进展，当 GFR 小于 60mL/(min·1.73m^2）后，患者逐渐出现以下实验室检查和特殊检查征象。

（一）血液检查

伴有肾性贫血的慢性肾衰竭患者可表现为正细胞正色素性贫血，且程度随肾功能的减退而加重；血小板计数和凝血时间正常，凝血酶原与部分凝血活酶活化时间一般正常，但出血时间延长、血小板聚集与黏附功能障碍。白细胞计数一般正常。

血液生化检查中可见血白蛋白的水平降低，尤其是白蛋白的含量低下。慢性肾衰竭晚期还可见血清磷升高，血清钙与碳酸氢盐降低。高转化性骨病患者的血清碱性磷酸酶含量升高。

（二）尿液检查

慢性肾衰竭患者尿量一般正常，但尿比重和尿渗透压低下，晨尿比重<1.018，尿渗透压<450mmol/L。尿毒症晚期患者为等比重尿和等渗尿，分别稳定于 1.010 和 300mmol/L。白蛋白尿具有预测慢性肾脏病的严重程度以及预后的价值。其水平因原发病因不同而有所差异。建议用尿白蛋白/肌酐比值来评价白蛋白尿程度。在患者的尿残渣中可发现不同程度的颗粒管型、红细胞。且伴有尿路感染的患者还可发现尿中白细胞数目增多。蜡样管型则标志着肾衰竭发展到了严重阶段。

（三）影像学检查

超声检查可检测双侧肾脏的大小与对称性，区别疾病的性质：肾实质疾病、梗阻性肾病、肾血管性疾病。若肾脏的大小正常或增大则可能为多囊肾或急性肾损伤、糖尿病肾病、淀粉样变性和异型球蛋白血症所引起的肾损害导致的慢性肾衰竭；若两侧肾脏对称性缩小则可能为慢性肾脏病所致的慢性肾衰竭；而若两侧肾脏不对称则提示单侧肾或尿路发育异常，或者可能为慢性肾血管疾病。

（四）活检

针对肾脏大小几乎正常的慢性肾衰竭患者，肾活检在确定原发病因、选择合适的治疗方案等方面有着重要的临床价值。

四、诊断及鉴别诊断

（一）诊断

1. 诊断

应询问病史、症状，监测体格检查和实验室检查结果以进行分析诊断。

（1）病史：慢性肾衰竭患者在早期可能无明显的症状，可能只有夜尿增多、多尿等症状，常因症状较轻而未有足够的重视。患者可因尿蛋白、贫血或高血压而就诊。若有这些症状需询问患者是否水肿以及是否有长期蛋白尿病史。家族史也对诊断有一定的作用（如遗传性肾炎、多囊肾、糖尿病肾病等)。同时需询问患者是否有滥用肾毒性抗生素史。

（2）症状：若伴有心前区不适、胸闷、气促，则提示合并尿毒症性心肌病；若皮肤瘙痒、肌肉抽搐甚至行走不便，则提示合并肾性骨病或继发性甲状旁腺功能亢进症；若咳嗽、咯血甚至夜间不能平卧，则提示合并尿毒症性肺炎或肺水肿。

（3）体格检查：对诊断慢性肾衰竭也具有一定的意义，如进行腹部查体时可触及肾囊肿、肾积液、多囊肾。而且，体格检查还可辅助判断慢性肾衰竭的程度以及有无并发症的存在。

（4）实验室检查：内生肌酐清除率是进行诊断与判断病程的常用指标。检测尿浓度稀释功能、自由水清除率、尿渗透压等是判断肾小管功能的常用方法。检测血中 β_2－MG 水平可反映肾小球的滤过功能。进行以上实验室检查就可早期发现异常。除此之外，进行双肾的影像学检查也是十分必要的，首选 B 超，通过 B 超即可了解肾的结构、大小、形态及功能。常见的实验室检查包括尿常规检查、血常规检查、肝功能及乙肝两对半检查、血清免疫学检查、影像学检查以及肾活检。

2. 慢性肾衰竭的病因诊断

在确诊为慢性肾衰竭后，应积极尽快找到病因，其对制定正确的诊疗方案有一定的意义。例如，梗阻性肾病患者，在解除了梗阻之后肾功能会有所恢复，预后较好。但大多这类患者可能无明显症状，进而容易延误就诊，应选择腹部 X 片、B 超等检查进行确诊。

3. 慢性肾衰竭的诱发因素

慢性肾衰竭为渐进性发展，大多存在诱发因素，应积极寻找并进行纠正，防止病情进一步发展恶化。常见的诱发因素：血容量不足，肾毒性药物的使用，梗阻，感染，严重高血压，水、电解质及酸碱失衡，过度蛋白质饮食，高分解代谢状态。

4. 慢性肾衰竭的分期

慢性肾衰竭的整个病程中肾功能的损害呈渐进性发展。病程初期肾脏强大的代偿能力，可维持机体内环境的相对稳定，且不出现明显临床表现。但当肾功能进一步受到损害时，机体失代偿会导致患者出现相应的症状与体征。根据肾功能的水平，可将慢性肾衰竭的病程分为四期：肾功能代偿期、肾功能不全期、肾衰竭期和尿毒症期（表 5－1）。

表 5－1　慢性肾衰竭的分期

分期	内生肌酐清除率（mL/min）	血清肌酐（mmol/L）	主要临床表现
肾功能代偿期	＞50	＜178	无明显症状
肾功能不全期	20～50	186～442	乏力、轻度贫血、食欲减退
肾衰竭期	10～20	451～707	贫血、酸中毒、低钙血症、高磷血症、夜尿、多尿
尿毒症期	＜10	＞707	全身中毒症状、低蛋白血症、各器官系统功能障碍

（二）鉴别诊断

慢性肾衰竭患者有诸多的临床表现，常被误诊为其他系统疾病，应进行相应鉴别，方能进一步确诊。

1. 急性肾衰竭

急性肾衰竭是指各种病因如急性药物中毒或肾缺血，致使双肾排泄功能在短时间内急剧进行性下降。而肾脏结构功能的异常大于 3 个月，并对健康有所影响，才能诊断为慢性肾衰竭。对于既往没有病史，无实验室检查、影像学检查结果的患者，出现肾脏结构功能异常也不应立即诊断为慢性肾衰竭。而提示患者为慢性肾衰竭的指标包括，存在 3 个月以上的肾炎或肾病综合征病史，或长期夜尿，超声提示双侧肾脏缩小、实质回声增强，肾性骨病，在无失血的状况下出现严重贫血，低钙血症和高磷血症伴有甲状旁腺激素升高等。

2. 消化系统疾病

因慢性肾衰竭患者最早的症状通常为食欲缺乏、呕吐等，在胃镜检查下还可以发现胃黏膜萎缩、糜烂、小溃疡等改变，因而会被误诊为消化性溃疡、慢性胃炎等消化系统疾病。可通过内生肌酐清除率和血清肌酐指标进行鉴别：慢性肾衰竭患者的内生肌酐清除率降低、血清肌酐升高，而消化系统疾病中两指标均正常。

3. 心血管系统疾病

大多数慢性肾衰竭患者都患有不同程度的高血压，肾性高血压与原发性高血压若仅从血压的升高程度是难以鉴别的，但若结合病史及肾功能检查结果可进行鉴别。

五、治疗

（一）原发疾病与加重因素的治疗

在肾脏代偿期，若有效积极治疗原发疾病以及消除引起肾功能恶化的加重因素，可延缓慢性肾衰竭进展、防止机体发展为尿毒症，这是保护肾脏正常功能的关键。

（二）生活方式的改变及饮食治疗

流行病学证据表明，吸烟可加速慢性肾衰竭的进程，因此患者应戒烟。鼓励慢性肾衰竭患者进行与其心血管耐受性相匹配的运动，保持健康体重，限制酒精摄入量。

饮食治疗是慢性肾衰竭患者治疗过程中必不可少的措施之一，其核心是限制饮食中的蛋白质与磷的摄入。

低蛋白饮食可以：①减少尿蛋白，延缓慢性肾衰竭的进展。②缓解氮质血症。③改善代谢性酸中毒。④减轻对胰岛素的抵抗，进而改善糖代谢。⑤提高脂酶的活性，进而改善脂代谢。⑥缓解继发性甲状旁腺功能亢进。

（三）降压治疗

慢性肾衰竭患者常合并高血压。而高血压是导致残余健全肾单位丧失和肾小球硬化的主要原因之一，除此之外，高血压还损伤心、脑等靶器官。因此，合理、及时地进行降压治疗不仅可以减缓慢性肾衰竭的进程，还可以保护心、脑等重要脏器，改善患者预后。在降压治疗过程中，多选择联合用药，其中以 ACEI 应用最为广泛，因为其不仅具有降压的作用，还具有保护肾脏的效果。

（四）纠正肾性贫血

对于慢性肾衰竭合并贫血的患者，首先应寻找病因，治疗原发疾病。其中合并有营养不良性贫血的慢性肾衰竭患者应先给予铁剂、维生素 B_{12} 及叶酸进行治疗，而非红细胞生成刺激剂（erythropoiesis stimulating agents，ESAs）。只有诊断为肾性贫血且原因为促红细胞生成素缺乏的患者才首先给予 ESAs，并且也应评估 ESAs 治疗带来的收益与导致高血压等的可能风险。因皮下注射可延长体内有效药物浓度的时间，且治疗费用较低，通常选择皮下注射 ESAs。但对于血液透析的患者，静脉注射可减少疼痛。

（五）防治肾性骨病

肾性骨病主要有骨软化、纤维囊性骨炎（由继发性甲状旁腺功能亢进症引起）、骨质疏松、骨再生不良等，与甲状旁腺激素代谢异常、钙磷代谢紊乱、活性维生素 D 缺乏、铝中毒等多种因素有关，是慢性肾衰竭患者较为常见的并发症。

肾性骨病患者治疗前应评估血全段甲状旁腺激素含量和血钙、磷含量等。治疗核心在于控制血磷的含量，维持血钙处于正常范围，同时应积极治疗继发性甲状旁腺功能亢进症，且应根据不同类型的肾性骨病进行治疗。

治疗过程中需注意，若盲目给予活性维生素 D_3 和钙剂，可能会加重外周组织器官的钙化，因此需在治疗过程中检测各项指标，根据检测结果及时调整治疗方案。

（六）纠正水、电解质紊乱

根据血压、尿量、体重和水肿等情况调节钠盐与水分的摄入。尿毒症患者只有维持每天 2L 以上尿量，方能有效地排泄代谢产物，在出现水肿、高血压、水钠潴留时可选择袢利尿剂进行利尿，但也需防止过度利尿而引起的肾衰竭。饮食中食盐摄入量应控制在<2g/d。慢性肾衰竭患者出现高钾血症较为常见，可限制饮食中钾的摄入，但出现严重高钾血症（血钾>6.5mmol/L），且伴有少尿时，应实施急诊透析治疗。

（七）纠正代谢性酸中毒

慢性肾衰竭合并代谢性酸中毒时，机体可出现内分泌紊乱，肌糖原的利用减少，蛋白质的分解增加，氨基酸氧化和尿酸产生，进而加速疾病的进展。因此纠正代谢性酸中毒可减轻以上反应，延缓慢性肾衰竭的病程。临床上每天给予碳酸氢钠 3～10g，但出现难以纠正的严重代谢性酸中毒时，应实施急诊透析治疗。

（八）肾脏替代治疗

肾脏替代治疗包括血液净化和肾移植。血液净化包括血液透析及腹膜透析。具体选择哪一种替代治疗方法，应根据患者原发疾病、患者和家属的意愿、生活状况以及当地的医疗条件等进行综合考虑。

1. 血液透析

维持性长期血液透析是拯救终末期肾病患者生命的一种常见且应用较多的治疗方法。利用透析膜对尿素等小分子毒物进行扩散清除，并且可将水缓慢地从血液中清除，没有容量丢失的风险。随着现在技术的不断进步，透析膜也有了一定的改良完善。很多终末期肾病患者通过血液透析延长了 10 年的生命，而且提高了生活质量。

2. 腹膜透析

相比于血液透析，腹膜透析的设备简单，操作更容易掌握，可用于基层医疗单位，甚至培训后患者可在家自行进行。

两种透析方法对患者生存期的影响没有明显区别，在临床上可互为补充。由于腹膜透析对内环境的影响较小，因此对老年患者、糖尿病肾病患者、心血管情况不稳定患者而言更为合适。

3. 肾移植

目前肾移植是终末期肾病患者首选的治疗方案，但相比于透析患者的数量，成功进行肾移植的患者数量仍然较少。并且随着肾移植手术可行性的提升，等待肾移植的患者数目越来越多，远远超过可供的器官数目。

六、预后

慢性肾衰竭的病程和预后都受多种因素的影响，且患者个体差异较大，主要影响因素包括：①遗传因素。②原发肾病的控制情况。③是否长期坚持低蛋白饮食。④高血压是否得以有效控制。⑤贫血是否得到纠正。⑥患者自身营养状况。⑦心血管并发症是否得到防治。⑧是否充分进行血液净化。⑨肾移植配型。⑩免疫抑制药物的使用。患者的经济、社会条件也可能影响其预后。

七、护理

（一）护理诊断

（1）营养失调：营养摄入量低于机体的需要量。与患者食欲减退、恶心呕吐、蛋白质及能量摄入受限等因素有关。

（2）有感染的风险：与机体免疫力降低、侵入性操作及外伤等有关。

（3）潜在并发症：水、电解质及酸碱失衡，消化道出血，心力衰竭，骨病等。

（4）活动无耐力：与心血管相关并发症，如心力衰竭及贫血等，以及水、电解质及酸碱失衡有关。

（5）有皮肤完整性受损的风险：与体液过多致皮肤水肿、皮肤瘙痒、机体免疫力下降、凝血功能异常有关。

（6）焦虑：与缺乏相关疾病知识，担心临床治疗和预后有关。

（二）护理计划/目标

（1）患者机体能维持适当体液量，皮下水肿可消退，皮肤无破溃。

（2）患者的营养状况恢复，每天保持充足的营养摄入，体重不降。

（3）患者未出现感染症状。

（4）患者维持稳定的水、电解质及酸碱平衡，未出现危害生命的并发症。

（5）患者自诉活动无乏力、气促，活动能力增强。

（6）患者掌握慢性肾衰竭相关疾病知识，焦虑及恐惧程度减轻，可配合临床治疗和护理。

（三）护理措施

1. 对症护理

（1）营养失调（低于机体的需要量）。

饮食护理对于慢性肾衰竭具有重要的治疗意义，均衡的营养搭配能避免体内的氮代谢产物聚集及体内的蛋白质过度分解，维持机体氮平衡，同时也能增强机体抵抗力，控制病情发展等。

①蛋白质摄入：蛋白质摄入量是根据内生肌酐清除率及 GFR 来计算的。当 GFR 小于 50mL/min 时，严格限制蛋白质摄入，饮食中 50%以上的蛋白质需富含必需氨基酸，以鸡蛋、瘦肉为主，减少植物蛋白摄入，如豆制品。每天摄入 0.6～0.8g/(kg・d) 的蛋白质即可维持氮平衡。当内生肌酐清除率小于 5mL/min 时，蛋白质摄入量需小于 20g/d 或 0.3g/(kg・d)，静脉补充必需氨基酸。当内生肌酐清除率为 5～10mL/min 时，蛋白质摄入量需小于 25g/d 或 0.4g/(kg・d)。当内生肌酐清除率为 10～20mL/min 时，蛋白质摄入量需小于 35g/d 或 0.6g/(kg・d)。当内生肌酐清除率大于 20mL/min 时，蛋白质摄入量需小于 40g/d 或 0.7g/(kg・d)。对于透析治疗患者，可适当增加蛋白质供给量，为 12～14g/(kg・d)。

②热量摄入：热量摄入为每天 126～147kJ/kg（30～35kcal/kg），以碳水化合物及脂肪为主。同时增加富含维生素 C 及维生素 B 的食物。控制含钾及磷的食物。对高磷血症患者，需给予高磷结合剂。

③饮食管理：积极改善患者食欲，如适当增加患者活动量等。嘱患者少食多餐，加强口腔护理。定时监测营养状况及肾功能，包括患者体重变化、血红蛋白和白蛋白水平等。

④必需氨基酸疗法：主要应用于采取低蛋白饮食管理的肾衰竭患者及营养不良问题难以得到解决的患者，是通过 8 种必需氨基酸配合低蛋白、高热量的治疗方式，以口服治疗为宜。若采取静脉输入应注意输注速度。氨基酸内禁止加入其他药物，以免引起药物不良反应。

（2）水肿：严重者，限制盐及水的摄入，一般每天盐摄入不超过 6g；明显水肿、高血压者，一般每天盐摄入量应控制在 2～3g。水肿较严重者可使用袢利尿剂（呋塞米等）。接受透析治疗者应加强超滤率。稀释性水肿伴低钠血症者，严格控制摄水量，采取“量出为入”补液方法。水钠严重失调以致病情危重时，可选用透析治疗。

（3）高钾血症、代谢性酸中毒、低钙血症：严密监测血液指标变化，高钾血症、代谢性酸中毒、低钙血症的护理措施见“急性肾损伤的护理”。

（4）贫血：使用重组人类促红细胞生成素（recombinant human erythropoietin，rhEPO）疗效显著。影响 rhEPO 疗效的主要因素是功能性缺铁，因此在应用 rhEPO 时，应同时重视补充铁剂。口服铁剂有琥珀酸亚铁、硫酸亚铁等，但部分患者口服铁剂吸收较差，常需经静脉途径补充铁。使用 rhEPO 后会出现一些不良反应，如高血压、头痛及癫痫发作等，因此应严格监测患者的血压，重视患者主诉。

（5）高血压：有研究提出，高血压会促使肾小球硬化，同时会增加心血管系统并发症，故需严格控制。首选治疗药物为血管紧张素Ⅱ抑制剂。此药使用时间越早越长，治疗疗效越明显。透析治疗前的患者血压应严格控制在 130/80mmHg 以下，接受维持透析治疗的患者血压不可超过 140/90mmHg。

（6）心血管系统及呼吸系统并发症：

1）尿毒症心包炎：透析治疗可改善部分心包炎症状。若出现心脏压塞等严重症状，应行紧急切开引流。

2）心力衰竭：控制水、钠摄入，使用药物治疗，如利尿剂、血管扩张剂等。

3）尿毒症肺炎：透析疗法疗效显著。

2. 皮肤护理

（1）评估皮肤情况：关注患者皮肤颜色、弹性、湿度、温度，评估有无水肿及瘙痒，定时检查受压部位是否有发红、感染、脱屑等不良反应。

（2）一般护理：避免皮肤过于潮湿或干燥，使用干净的清水清洁皮肤，清洁后涂抹无刺激性的润肤剂，以减轻皮肤瘙痒。遵医嘱使用抗组胺类药物或止痒剂，如炉甘石等。

3. 预防感染的护理

参见“急性肾损伤的护理”。

4. 休息与运动护理

指导患者合理休息及运动，增加患者舒适度。评估患者活动耐受度，即活动后有无呼吸困难、胸痛等不适反应。慢性肾衰竭患者宜卧床休息。活动强度视病情而定：①伴有心力衰竭者，绝对卧床休息，提供安静舒适的休息环境。②可起床活动者，鼓励患者在室内活动，有人陪伴和协助；进行力所能及的生活护理，同时应避免受凉。③贫血者，卧床休息，告知患者改变体位时宜缓慢。④有出血倾向者，注意安全，避免磕碰造成皮肤受损。⑤长期卧床者，指导其于床上适当活动，如进行踝泵运动、按摩四肢肌肉等，指导家属定时帮助患者进行四肢被动活动，预防静脉血栓及肌肉萎缩。

5. 心理护理

为患者提供适当环境，倾听患者感受。以实事求是的态度帮助患者分析病情及预后，提高患者对疾病的基础认识，使其树立信心。建议指导患者接受透析及肾移植治疗，帮助其改善生活质量。同时应重视患者家属的心理状态，对其进行心理疏导，使其放松心情。

（四）护理评价

经过治疗和护理，患者是否达到：①焦虑及恐惧程度减轻。②未发生感染。③营养维持平衡。④皮肤无破损。⑤出入量维持平衡。⑥水、电解质和酸碱维持平衡。

附录　肾脏替代治疗

临床上根据患者病情选择腹膜透析、血液透析或肾移植进行肾脏替代治疗。两种透析可部分替代肾脏排泄功能，成功的肾移植则可使肾功能完全恢复。

一、血液透析

（一）原理与装置

血液透析（hemodialysis，HD）是利用半透膜渗透原理，清除血液内代谢废物、毒素及过多液体，补充机体所需物质，以维持酸碱、电解质平衡，并替代肾脏清除溶质（多为小分子溶质）和液体。膜两侧的溶质通过水压梯度、渗透梯度和浓度梯度，以扩散和对流两种方式清除。扩散为普通血液透析的主要作用方式，通过溶质的顺浓度梯度移动，主要清除小分子溶质，其清除速度主要与溶质的浓度梯度成正相关，与溶质分子量及透析膜阻力呈负相关。对流是中、大分子溶质的主要清除方式。在血液透析中患者体内液体的去除称为超滤，包括渗透压超滤和静水压超滤，通过对流转运，即大量水分子跨透析膜运动而拖拽溶质随其一同移动，从而清除溶质分子，其清除速度与透析膜对溶质的筛选系数相关，与溶质的分子量大小无关。

血液透析通过血液的体外循环，将动脉端血液经血泵泵入透析器，并借助透析膜使血液与透析液进行溶质交换后，将血液从静脉端回收入体内。透析器分为中空纤维型、管型和平板型，目前临床上使用最多的是中空纤维型透析器。中空纤维型透析器将空心纤维作为半透膜构成，血液与透析液分别在纤维束腔内外反向流动（图 1）。

透析膜多采用合成膜和改良纤维素膜，其满足成年患者透析所需交换面积通常为 1.5～2.0m^2。透析液以碳酸氢盐缓冲溶液为主，基本成分同人体细胞外液相近，包括钠、钾、镁、钙四种阳离子和碱基、氯两种阴离子，以及葡萄糖等物质，通常除保持生理浓度的钠离子外，其他物质均需根据患者情况调整，如糖尿病患者透析液中葡萄糖应维持在生理浓度。

水处理系统对透析用水纯度的控制对于保证透析质量也至关重要，通过除去自来水中的微生物、离子、微粒，以清除所有可能影响透析液和损害透析机及人体的物质，从而为透析提供高纯度用水。

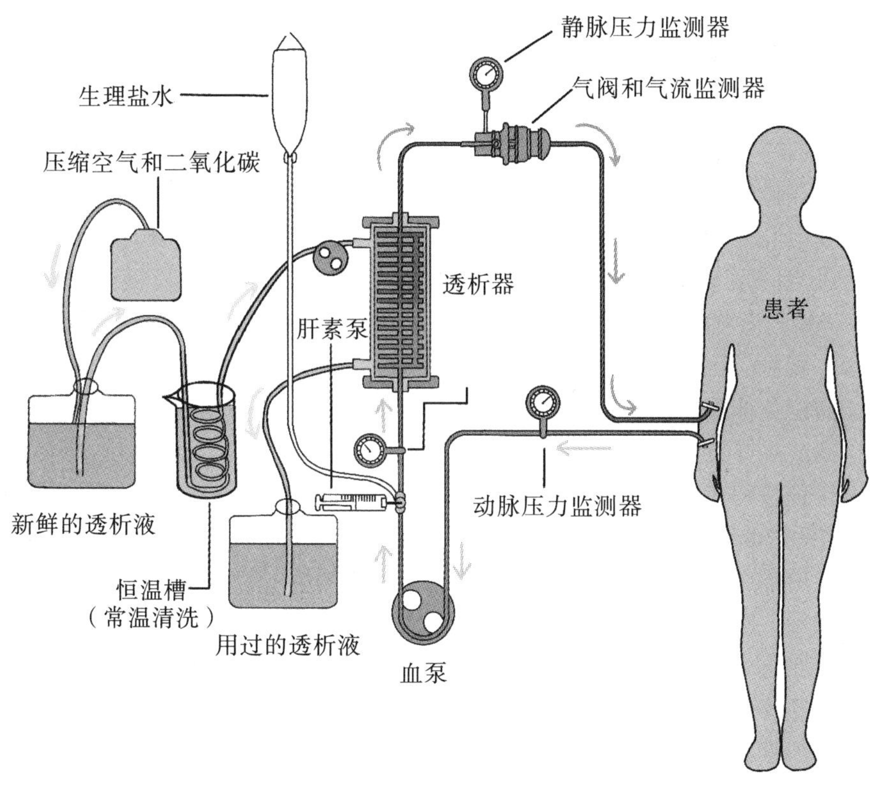

图 1　血液透析的体外循环过程

（二）血管通路

血液透析通过建立血管通路，将患者血液从体内由动脉端引入透析器，再将净化后的血液通过静脉端输回患者体内。血管通路包括临时性血管通路和永久性血管通路，临时性血管通路常用于急性肾病、终末期肾衰竭且血管通路尚未成熟、连续性血液透析的永久性血管通路失效、肾移植发生严重排斥反应等急需迅速建立血管通路的患者；永久性血管通路则主要用于慢性肾衰竭且需长期进行血液透析治疗的患者。目前临床上最理想的永久性血管通路是自体和人造动静脉内瘘。为确保有功能正常的内瘘能够供给血液透析，通常至少在血液透析前 1～3 个月将肱动脉或桡动脉与贵要静脉或头静脉吻合，以形成“动脉化”的前臂浅静脉，提高血流速度，便于穿刺。人造血管内瘘通常在自体血管内瘘无法实施的情况下建立，但前者感染和血栓的发生率更高。

除此之外，血管通路还可以通过经皮双腔深静脉导管建立，临时导管适用于短期需要紧急使用的情况，长期导管适用于手术失败或无法行内瘘手术而需要长期进行血液透析的患者。可通过股静脉、颈内静脉或锁骨下静脉行深静脉置管，可能导致感染、血栓形成、静脉狭窄等并发症。

（三）临床治疗

1. 适应证与治疗

（1）适应证：①急性肾损伤与慢性肾衰竭。②药物、毒物急性中毒，尤适用于乙醇、水杨酸等水溶性高、蛋白质结合率低、游离浓度低、表观容积小、分子量小于透析膜截留分子量的药物或毒物的急性中毒。③急性肺水肿，难治性充血性心力衰竭。④严重水、电解质及酸碱失衡等。

（2）抗凝治疗：血液透析时，由于患者血液与透析管路、透析膜、静脉插管、静脉壶、动脉壶等相接触，机体凝血系统被激活。血液凝固可能导致体外循环堵塞及功能不良，因此需辅以肝素等抗凝剂进行抗凝治疗。一方面，需充分抗凝保证体外循环血流通畅，防止纤维蛋白原等物质附着于透析膜，致使血液透析清除率降低。肝素首次剂量一般为0.3～0.5mg/kg，随后每小时追加5～10mg，并根据透析过程中肝素药代动力学变化、患者全血部分凝血活酶时间、活化凝血时间和Lee－White凝血时间，及时调整治疗方案。另一方面，需避免抗凝过度，当出现明显出血或活动性出血倾向时，可采用降低肝素用量、使用枸橼酸局部抗凝等方式。

（3）透析剂量和充分性：为保证透析充分，血液透析治疗一般为每周3次，每次4～6小时，并需适时调整透析剂量。透析不充分常会导致各种并发症的发生以及长期透析患者的死亡。目前临床上将蛋白质代谢作为核心指标定义透析充分性，以尿素清除指数作为最常用量化指标，理想值为1.2～1.4，用于调节透析剂量。其中，尿素清除指数＝Kt/V，K 表示透析器的尿素清除率，t 表示每次透析时间，相乘为尿素清除容积；V 表示尿素分布容积（约为患者透析结束，清除体内大部分或全部多余液体后体重的0.57倍）；相除为透析器清除的尿素容积在机体尿素分布容积中的占比。

2. 并发症

（1）透析失衡综合征：当透析前尿素和血清肌酐水平很高、首次透析、透析过快时，血液透析过程中或透析后的早期，可能由于血中尿素氮等溶质的清除过快，打破了细胞内液、外液之间的渗透压平衡，继而导致颅压增加以及脑水肿。轻中症者表现为烦躁、头痛、恶心、呕吐，重症者表现为意识障碍、惊厥、昏迷，甚至死亡。因此对于首次透析患者，应通过缩短透析时间、减缓血液流速、减小透析膜面积等手段降低透析效率，从而预防透析失衡综合征的发生。

（2）低血压：透析膜反应、超滤效率过高、透析中进食、服用降压药物、心律失常、心肌缺血、心包积液、败血症、自主神经病变等均会引起低血压，应从病因入手，通过调整降压药物、控制透析期间体重、补充容量等措施改善低血压状态。

（3）血栓：常发生于深静脉导管或人造动静脉内瘘透析，需选择低分子量肝素或吲哚布芬进行长期抗凝。

除此之外，透析器首次使用综合征、痛性肌痉挛、空气栓塞、发热、低血糖、心律失常、出血、急性溶血等也是血液透析的常见并发症。

3. 连续性肾脏替代治疗

连续性肾脏替代治疗（continuous renal replacement therapy，CRRT）是一项缓慢、持续地清除水分和溶质、净化血液的体外治疗技术。需要根据患者病情每天连续治疗24小时，推荐治疗剂量为20～25mL/(kg·h)。以血液滤过为主的CRRT置换液的补充途径根据其与氯气的输入顺序分为前稀释和后稀释。在采用前稀释时，由于其治疗效率较后稀释更低，所以应将治疗剂量增加5％～10％。此外，若治疗的时间未达到24小时，则可根据实际 CRRT 治疗时间适当增加单位时间治疗剂量，以满足治疗需求；而当推荐的标准剂量不满足治疗需求时，则可以脉冲形式于一段时间内适当增加治疗剂量。为防止血液透析过程中出现凝血，CRRT 常用低分子量肝素、肝素、阿加曲班、枸橼酸等抗凝剂。当使用后稀释时，由于进入血液滤过器的血液未被稀释，血流阻力大，相较前稀释更易发生凝血，因此需要加大抗凝剂的用量。而当患者对各种抗凝剂的使用均存在禁忌时，应考虑无肝素抗凝方式。目前临床推荐将枸橼酸用于局部抗凝作为 CRRT 的首选抗凝方式，其能够有效延长滤器管路的使用寿命、降低出血风险等。但尚未有一种确定的抗凝方式能够适用于所有接受 CRRT 的患者，因此应针对患者情况制订个体化的抗凝方案。

CRRT 不仅能替代肾功能，还能在各种危重急症时支持重要器官。相较间歇性肾脏替代治疗（intermittent renal replacement therapy，IRRT），CRRT 拥有更加稳定的血流动力学，因此对血液渗透压的影响小；可持续清除水分和溶质，有效净化血液中的中、大分子，维持内环境的稳定，并为肠内外营养供给创造条件。血液与渗透液以对流为主，可同时清除中、小分子物质，且支持急救与床旁治疗。此外，CRRT 还能够调节免疫功能、精确调控容量负荷等。因此，CRRT 具有更加广泛的适应证，在临床危重症救治中发挥重要作用，具体包括脑水肿、急性肺水肿、不稳定的血流动力学、高分解代谢等导致的慢性肾衰竭，以及重症急性肾损伤、多器官衰竭、脓毒症、重症急性胰腺炎、急性呼吸窘迫综合征、心肺体外循环、充血性心力衰竭、挤压综合征、毒物或药物中毒等。CRRT 没有绝对禁忌证，其相对禁忌证包括严重低血压、血管通路无法建立、恶性肿瘤晚期出现恶病质等。需要注意的是，临床上应严格控制 CRRT 的治疗指征，以避免过度治疗。

（四）护理

1. 血液透析前的护理

在血液透析前，要对患者情况、血液透析装置等进行评估与准备。

（1）评估患者的身体状况与生命体征：准确地测量并记录患者的体重，评估患者的相关生化指标，包括肾功能、电解质及酸碱平衡情况、血红蛋白值、凝血功能等，还要评估患者的病毒性肝炎、人类免疫缺陷病毒和梅毒血清学指标等。

（2）评估患者的血管通路：检查患者的血管通路类型及其是否通畅，穿刺或置管部位的皮肤情况，以及患者瘘管的血流量。

（3）检查血液透析机及透析管道是否进入透析前的准备状态，透析管道与透析机之间是否连接紧密。

（4）遵医嘱正确设定患者的透析参数，协助患者取合适体位，注意保暖。

2. 血液透析过程的护理

在血液透析过程中，每 30 分钟巡视 1 次患者，密切观察患者的病情变化和血液透析机的运转情况。

（1）定时观察并监测患者的生命体征，每小时测量 1 次血压和脉搏，及早发现并发症。

（2）观察患者穿刺或置管部位有无渗血、渗液等情况，若发现，要及时处理。

（3）观察血液透析机运转、超滤等情况；观察透析管道内血液的颜色，是否发生凝血；观察跨膜压和静脉压的变化，若出现异常，要及时处理。

3. 血液透析后的护理

（1）拔除血液透析针后，指导患者按压穿刺处 20～30 分钟，至彻底止血后缓慢放松按压。

（2）用无菌敷料覆盖穿刺处，以预防感染。

（3）再次测量患者的生命体征和体重，观察有无并发症的发生。休息 10～20 分钟，血压正常后方可下床，安全离开透析室。

（4）有关血管通路的健康宣教：①教会患者判断其内瘘是否通畅的方法，用手触摸其吻合口处的静脉端，若扪及震颤则表明内瘘通畅。②告知患者保持内瘘处皮肤清洁，每次透析前需清洁透析侧手臂，结束后保持穿刺部位清洁干燥。③告知患者避免内瘘侧肢体受压、负重、暴露于过冷或过热环境中，禁止穿紧袖衣物或戴手表，避免睡觉时压迫该侧肢体。④告知患者在日常活动时避免碰撞内瘘侧肢体，以防受伤和影响内瘘的使用寿命。

二、腹膜透析

（一）原理与装置

腹膜透析（peritoneal dialysis，PD）是将患者自身腹膜作为半透膜，向腹腔内注射透析液并留置一段时间，主要通过弥散和超滤的方式分别实现血液和透析液间溶质的转运和水分的清除，从而使体内代谢废物由腹膜微血管移动至透析液内，以清除血液内的各种毒素，维持机体水、电解质及酸碱平衡。其溶质的清除效率主要同腹腔与毛细血管之间浓度梯度、腹膜特性、腹膜面积、透析液的停留时间及交换量、溶质分子量等因素相关；水分的清除效率主要同腹膜面积、腹膜对水通透性、跨膜渗透压梯度等因素相关。溶质的扩散速率随留置时间的延长而不断降低。最终，当腹膜渗透液溶质浓度与血浆相等时停止扩散。

腹膜透析装置由腹膜透析液、连接系统、腹膜透析管等部分组成（图 2）。通过手术置入腹膜透析管，末端至腹腔最低位的直肠膀胱陷凹，外端至连接系统，供腹膜透析液进出腹腔。腹膜透析液包括电解质、渗透剂、缓冲液，目前临床上最常用的渗透剂是葡萄糖，新型的腹膜透析液也有的将氨基酸、葡聚糖等作为渗透剂。由于不同患者腹膜溶质的转运功能不同，其清除溶质和水分的能力也有所不同，因此应根据不同患者制定不同的个体化透析方案，适当调整腹膜透析液浓度，浓度越高即过滤作用越强，相同时间清除的水分越多。此外，体位改变、某些药物（如钙通道阻滞剂、β受体阻滞剂等）的使用、感染（如腹膜炎等）均会使腹膜的溶质转运功能改变。

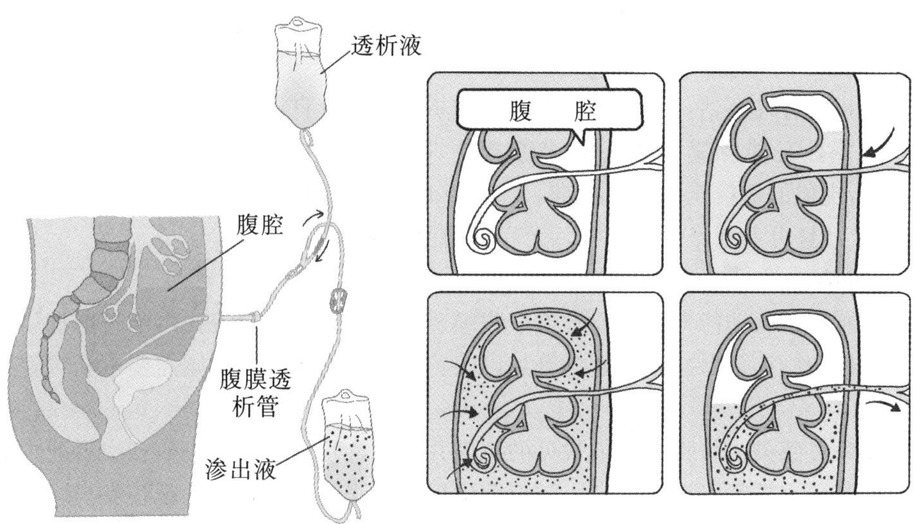

图 2 腹膜透析的过程示意图

（二）临床治疗

1. 适应证与治疗

（1）适应证：主要适用于慢性肾衰竭和急性肾损伤患者。由于腹膜透析相较于血液透析，无需建立血管通路，无需抗凝，过程缓慢而连续，对血流动力学和残肾功能的影响较小，饮食限制较少，因此对于婴幼儿，以及具有出血或明显出血倾向、动静脉造内瘘反复失败、血管条件较差、心血管情况不稳定、残肾功能较好、不便维持血管透析等慢性肾衰竭患者可以优先考虑腹膜透析。此外，对于没有血液透析条件的患者也可以考虑腹膜透析。但存在严重腹膜缺损、腹膜广泛粘连、腹膜病变影响透析管置入的患者不宜选用腹膜透析。

（2）腹膜透析疗法：腹膜透析包括夜间间断性腹膜透析（night intermittent peritoneal dialysis，NIPD）、连续性循环腹膜透析（continuous cycling peritoneal dialysis，CCPD）和连续性非卧床腹膜透析（continuous ambulatory peritoneal dialysis，CAPD）等。当前临床上最主要的腹膜透析疗法是 CAPD，每天剂量为 6～10L，白天 3～4 次，每次 4～6 小时；夜晚 1 次，每次 10～12 小时。疗法需根据患者情况适时调整，以达到溶质清除、液体平衡的最佳效果，尽可能保存残肾功能。

（3）腹膜转运功能评估：通过腹膜平衡试验（peritoneal equilibration test，PET）将腹膜转运功能分为低转运（low transporter）、低平均转运（low average transporter）、高转运（high transporter）和高平均转运（high average transporter）4 种类型。10%～15%的患者为高转运，其腹膜两侧的肌酐和尿素交换能够很快达到平衡，透析液中的葡萄糖可以很快被吸收进入血液循环，继而使得渗透压梯度下降、水清除减少。因此高转运患者往往对溶质的清除能力较好，但超滤能力很差，易出现容量负荷过重的现象，可通过缩短在腹腔内的滞留时间、增加透析液的交换次数，以保证超滤的充分。5%～8%的患者为低转运，其溶质的清除速度较慢，即超滤能力较强而溶质清除困难，可通过适当增加透析的剂量、适当延长留腹时间，从而促进溶质的清除。剩下 75%～80%的患者为高平均或低平均转运，其水分清除和溶质转运能力介于低转运和高转运之间，可以任选一种腹膜透析形式。

（4）透析充分性评估：患者的生存率与透析的充分性直接相关，充分透析既能够保证患者的生存率，又能够避免患者过多暴露在非生物相容性的透析液中。根据2000年K－DOQI所提倡的透析充分性的标准，CAPD每周的肌酐清除率≥50L/1.73m^2，尿素清除指数≥1.7，且患者营养状况良好，无容量潴留或毒素积蓄症状。

2. 并发症

（1）腹膜透析管功能不良：通常见于腹膜透析管堵塞或移位等，可通过增加活动、予以尿激酶、使用倾泻剂保持排便通畅等加以改善，若以上措施无效则需要重新置管或手术复位。

（2）感染：感染为腹膜透析最常见的急性并发症，是造成透析失败和患者死亡的主要原因，包括腹膜透析管出口处感染、隧道感染以及与腹膜透析相关的腹膜炎。

腹膜透析管出口处感染及隧道感染统称为腹膜透析导管相关感染，通常由表皮葡萄球菌、金黄色葡萄球菌、铜绿假单胞菌等病原菌引起，具体表现为管道出口处有血性或脓性分泌物，周围皮肤出现红斑、硬结，管周组织有压痛感。当伴有隧道感染时，患者可有皮下隧道触痛。感染治疗前需进行局部涂片及病原菌培养，其结果出来前应经验性选用能够覆盖金黄色葡萄球菌且口服有效的广谱抗生素治疗。如患者有铜绿假单胞菌感染史，需选用该细菌的敏感抗生素。培养结果出来后应根据培养出的致病菌选择相应敏感抗生素治疗2～3周。若感染由金黄色葡萄球菌和铜绿假单胞菌共同引起，其治疗疗程较长，需联合用药，且需增加肉芽组织清除和换药的频率。

腹膜透析相关的腹膜炎的诊断标准为符合以下三项中的两项及以上：①患者腹痛，且腹腔积液浑浊，伴或不伴有发热。②透析交换至体外的液体中白细胞计数>10^5/mL，其中中性粒细胞占50%以上。③腹膜透析流出液经培养后有病原菌的生长。腹膜炎一旦被确诊，需立即使用能够同时覆盖革兰阴性菌和阳性菌的广谱抗生素，通过腹腔内给药进行抗感染治疗。针对阳性菌可选用万古霉素或第一代头孢菌素，针对阴性菌可选用氨基糖苷类抗生素或第三代头孢菌素。待确定病原菌后，需针对药敏试验结果和病原菌种类，及时调整抗生素的使用，至少治疗2周。对于金黄色葡萄球菌和肠球菌、铜绿假单胞菌等特殊感染或重症患者需要治疗3周甚至更长时间。多数感染会在敏感抗生素治疗后72小时内有所改善，若治疗5天仍没有明显改善，则需要考虑将腹膜透析管拔除。长期反复应用抗生素治疗会提高患真菌性腹膜炎的概率，若有真菌感染，需要立即拔管。拔除的导管需剪取末端培养，以获知致病菌种类，且在拔管后通常需要继续行抗生素治疗5～7天。若因其他原因使腹膜透析终止而拔管，则无需在拔管后继续使用抗生素。

（3）疝与腹膜透析液渗漏：腹膜透析患者会有大量的腹膜透析液滞留于腹腔中，会引起腹压升高，继而在腹壁的薄弱区域形成疝，最常见的为切口疝，其次为腹股沟疝和脐疝等。对于该类患者，应该适当减少透析液在腹腔内的滞留量，减轻腹压，或者改为夜间透析，并同时进行手术修补。

同时，腹压增高会导致腹膜透析液的渗漏，使得透析液从导管置入处渗透入腹壁的疏松组织；或通过鞘状突渗入阴囊和阴茎，继而引起生殖器的水肿；或通过膈肌的薄弱区渗入胸膜腔，致使胸腹瘘，常需要转为血液透析，若无效则需通过手术修补。

（三）护理

（1）饮食护理：在进行腹膜透析治疗的过程中，患者体内的各种蛋白质会有不同程度的丢失，应通过饮食来补充。一般蛋白质的摄入量为1.2～1.5g/(kg·d)，其中优质蛋白应占50%以上。患者每天液体的摄入量则应根据其每天的超滤量而定，一般为前一天尿量与前一天腹膜透析超滤量之和再加500mL。

（2）在开始腹膜透析前，评估各管道间连接是否紧密，在连接、分离各管道时要严格遵循无菌操作原则。

（3）在开始腹膜透析前，应将透析液加热至37℃。

（4）在腹膜透析的过程中，应密切观察患者的生命体征和病情变化。观察各管道内透析液灌入和排出的情况，确认透析液的进出是否通畅。正常的腹膜透析液应该是清亮、淡黄色的液体，应定期送腹膜透析液做各项检查。

（5）观察腹膜透析管的皮肤出口处有无漏液、渗血及红肿等情况。

（6）告知患者可在洗澡袋的保护下进行淋浴，淋浴时用肛袋将腹膜透析导管保护好，淋浴后将导管周围的皮肤轻轻拭干，消毒后再重新包扎。

三、肾移植

肾移植是将供者的肾脏通过手术植入受者的体内，以恢复受者肾功能（图3）。相较透析，成功的肾移植能够使患者的肾功能得到全面恢复，且使患者拥有更高的生存率与生活质量，以及更低的维持治疗费用，因此肾移植成为终末期肾病患者首选的治疗方式。目前的肾移植手术已经发展至比较成熟的水平，但由于肾移植受者大多处于慢性肾衰竭终末期的尿毒症晚期，病程较长，全身情况极差，即便经历了较长时间透析治疗，患者的状况仍未得到完全改善，且机体的防御功能和组织的愈合能力都很差，因此解决其围术期管理相关的内科问题成为提高患者长期生存率的关键。

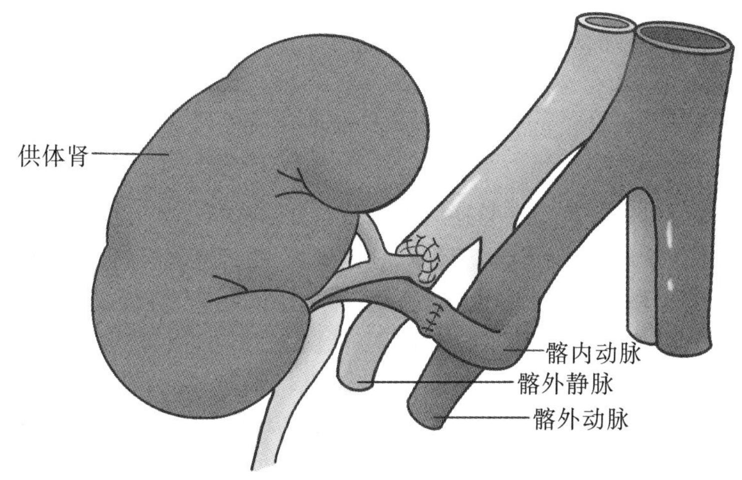

图3 肾移植示意图

（一）肾移植供者、受者评估

肾移植的供者可为尸体或活体，但后者使受者的近远期效果更好。由于源自活体的肾脏缺血时间短，因此肾移植后功能恢复延迟的发生率较低；同时因为移植的时间具有一定的灵活性，受者等待移植的时间较短，故受者需要维持透析的时间较短，且可调整至术前最佳状态再行手术。当移植的肾脏源于亲属活体时，易于获得较为理想的配型组织，降低术后发生排斥反应的概率。但无论供源是活体还是尸体，均需对肾脏的解剖及功能状态进行详细评估，并排除可能具有传播性的恶性肿瘤和感染性疾病。

目前肾移植被广泛用于各种原因引起的终末期肾病患者，但在术前需要对受者状态进行全面评估，包括其预期寿命、心肺功能，以及是否合并草酸盐沉积症等进行性代谢性疾病、活动性消化性溃疡、新发或复发的恶性肿瘤、病毒性肝炎等活动性感染等情况。当受者的心、肺、肝、胰等其他脏器同时存在严重的慢性功能障碍时，可以考虑进行器官的联合移植。

（二）临床治疗

1. 免疫抑制治疗

通常肾移植受者均需接受免疫抑制治疗，从而抑制机体的免疫排斥反应。由于排斥反应往往涉及多种复杂机制，单一的免疫抑制剂无法完全应对免疫应答中的所有机制，因此临床上常联合使用针对不同靶点的多种免疫抑制剂，在通过互补作用有效抑制免疫排斥反应的同时，可以减少各自的用量，避免大剂量用药导致不良反应增加。

肾移植受者的免疫抑制治疗包括三个方面。①预防性用药：常用以钙调磷酸酶抑制剂为核心的二联或三联处方以长期维持，通常使用他克莫司或环孢素联合小剂量的糖皮质激素、硫唑嘌呤、西罗莫司、吗替麦考酚酯等。②逆转或治疗排斥反应：常用抗淋巴细胞球蛋白（anti－lymphocyte globulin，ALG）、抗胸腺细胞球蛋白（anti－thymocyte globulin，ATG）或甲泼尼龙等进行冲击治疗。③诱导治疗：对于移植肾的功能恢复延迟、高危排斥及二次移植的受者，需用抗 CD25 单克隆抗体、ATG 等，继以他克莫司或环孢素为主、糖皮质激素等为辅的免疫抑制诱导治疗。

2. 移植物排斥反应

移植物排斥反应是肾移植的主要并发症，根据排斥反应的起病情况可分为慢性、急性、加速性和超急性排斥反应。

（1）慢性排斥反应：常发生在肾移植手术后的数月或数年，主要由受者自身体液免疫反应产生的抗供者组织的特异性抗体引起，具体表现为肾功能的进行性减退，并常伴有高血压、蛋白尿等。病理表现为肾小球基底膜出现双轨征样病变、肾小管萎缩或间质纤维化、管周毛细血管多层基底膜改变、动脉内膜纤维化增厚，并伴有肾小管周围毛细血管的补体 C4d 沉积。目前临床上对于慢性排斥反应没有特别有效的疗法，只能适当提高免疫抑制的强度，对症处理蛋白尿、高血压等。若受者体内含有抗供者的特异性抗体，可以考虑用血浆、丙种球蛋白置换清除抗体。

（2）急性排斥反应：常发生在肾移植手术后 1～3 个月内，为最常见的免疫排斥反应，可发生于术后的任何时期，具体表现为尿量的减少、移植肾的肿胀、肾功能的减退等。当出现相关症状时需进行肾活检，病理表现为抗体或 T 细胞介导的急性排斥反应，一旦确诊应及时加强甲泼尼龙冲击等免疫抑制治疗。对于抗体介导的急性排斥反应，需联合血浆、丙种球蛋白置换清除抗体；而对于 T 细胞介导的急性排斥反应，需联合 ALG、ATG 等治疗。

（3）加速性排斥反应：常发生于肾移植手术后的 24 小时至 7 天，具体机制尚未完全明确，可能和受者体内自身存在的针对供者组织的抗体相关，临床表现为血尿、高血压、发热、肾功能的快速减退、移植肾有肿胀伴压痛等。病理表现以肾小球及间质小动脉的病变为主，通过免疫组化可发现有肾小管周围毛细血管的补体 C4d 沉积。临床治疗上虽然以加强 ATG、ALG 等免疫抑制治疗为主，并结合血浆、丙种球蛋白置换清除抗体，但整体疗效较差。

（4）超急性排斥反应：常发生于移植肾与受者血管连通后数分钟至 48 小时，主要由术前受者机体内已经存在的针对供者组织的抗体引起。病理表现为肾小球微小动脉和毛细血管中有血栓形成，可导致广泛的肾皮质组织坏死。目前可以通过术前检测患者群体反应性的抗体水平、供受双方的淋巴细胞毒试验等进行预防，但尚无有效的治疗方法。

3. 预后

肾移植患者的术后生存率明显高于血液透析和腹膜透析患者，受者术后 1 年的生存率为 95%以上，5 年的生存率为 80%以上，10 年的生存率下降至 60%左右，主要的死亡原因为感染、心血管并发症、肿瘤等。

即便肾移植患者拥有较高的术后生存率，但仍有许多原因可能导致移植肾的功能受损，常见原因包括缺血再灌注损伤、冷缺血损伤、急性排斥反应、病毒感染、免疫抑制剂毒性、原发性疾病在移植肾的复发或再发肾炎等。因此，移植肾的病理活检作为鉴别诊断、治疗指导和判断预后的重要方法，对肾移植术后护理及严重并发症的预防处理具有重要意义。

（三）护理

1. 术前护理

除了常规的术前准备，还包括如下护理措施。

（1）改善患者的一般状态：术前患者需进行有效的透析，使血压得到控制，贫血及电解质紊乱得到纠正与治疗，能够耐受手术。

（2）做好配型。

（3）减轻患者的焦虑和恐惧：根据患者的心理状态，有针对性地给予相应的心理护理和健康宣教，如向患者介绍肾移植手术及其相关的治疗方案，使其对治疗有科学、具体的认识，或向患者介绍成功案例，以减轻其对手术的担心和恐惧，使其能够以积极、配合的心态接受手术。

2. 术后护理

（1）维持体液与内环境平衡：术后注意监测患者生命体征变化，特别是术后 24 小时内应定时测量并记录患者的中心静脉压。为保证移植肾有效的血流灌注，注意对于血压的控制不能过高或过低。

（2）维持出入液量平衡：尿量是反映肾移植患者移植肾的功能状况及体液调节平衡状况的重要指标，因此，术后密切监测患者的尿量非常重要。同时，还应监测患者的引流量、静脉输液量和饮水量等，详细记录其出入液量，并根据尿量及时调整患者输液速度和补液量，以保证出入液量的平衡。

（3）并发症的观察与预防：肾移植术后常见的并发症有排斥反应、出血与感染等，应密切观察患者的生命体征和病情变化，如观察是否出现体温升高，手术切口有无渗液、渗血、感染等征象，关注患者各项实验室及其他相关检查结果。若出现排斥反应、出血与感染等先兆，如手术切口大量渗血、肿胀，体温升高等，及时通知医生处理。

3. 健康指导

（1）合理安排日常生活和活动：肾移植术后患者在日常生活中应保持心情舒畅和愉悦，避免不良的情绪，并采取适当的方式宣泄抑郁情绪。同时，患者应根据自身身体的恢复情况选择合适的体育锻炼类型，循序渐进、量力而行，做力所能及的事，术后约半年可恢复正常工作。同时，在日常活动中需注意保护移植肾，避免其被硬物、钝物等挤压或碰撞。

（2）正确服用药物：在出院前，告知患者应严格遵照医嘱服用相应的免疫抑制剂及其他药物，不能自行增减药物剂量或服用其他替代药物。在日常生活中，还应注意不宜服用对免疫抑制剂有拮抗作用的药品和食物。

（3）坚持自我监测：指导患者学会自我监测体温、尿量、血压和体重等指标的正确方法，以判断自身的身体状况。若发现问题，及时就诊。

（4）预防感染：指导患者遵医嘱服用免疫抑制剂，避免交叉感染。在术后早期尽量不到公共场所或人多的区域，外出时应佩戴口罩。注意保暖，及时增减衣物，预防感冒。注意个人卫生，保持衣裤、被褥的清洁干燥，居室保持通风。不食冷、硬和不洁的食物。

（5）定时复查，若病情发生变化，应及时就诊。

参考文献

[1] 葛均波，徐永健，王辰．内科学 [M]．9 版．北京：人民卫生出版社，2018.
[2] 艾瑞克．免疫肾脏病学 [M]．韩瑞发，姚智，王林，主译．沈阳：辽宁科学技术出版社，2016.
[3] 李兆军．肾内科疾病临床诊断与治疗实践 [M]．长春：吉林科学技术出版社，2019.
[4] 王兴虎，刘素青，蔡红凯，等．肾脏内科疾病诊治精要 [M]．长春：吉林科学技术出版社，2018.
[5] 刘伏友，孙林．临床肾脏病学 [M]．北京：人民卫生出版社，2019.
[6] 夏正坤．IgA 肾病夏正坤 2018 观点 [M]．北京：科学技术文献出版社，2018.
[7] 黄宁，赵敬．病理生理学 [M]．2 版．北京：科学出版社，2017.
[8] 耿新洁，刘倩，刘茂东，等．肾脏系统疾病诊疗新进展 [M]．西安：西安交通大学出版社，2015.
[9] ROBERTS IS. Pathology of IgA nephropathy [J]. Nature Reviews. Nephrology，2014，10 (8)：445－454.
[10] LAI KN，TANG SCW，SCHENA FP，et al. IgA nephropathy [J]. Nature Reviews Disease Primers，2016，2(1)：16001.
[11] PERŠE M，VEČERIĆ－HALER Ž. The role of IgA in the pathogenesis of IgA nephropathy [J]. International Journal of Molecular Sciences，2019，20 (24)：6199.
[12] MAGISTRONI R，D'AGATI VD，APPEL GB，et al. New developments in the genetics，pathogenesis，and therapy of IgA nephropathy [J]. Kidney International，2015，88 (5)：974－989.
[13] 田秀娟，黄晨．IgA 肾病免疫炎症发病机制研究进展 [J]．中华肾脏病杂志，2020，36 (5)：400－405.
[14] 陈玲，吴小燕．IgA 肾病临床诊治指南（解读） [J]．临床内科杂志，2015 (5)：358－360.
[15] 韦秀芳．IgA 肾病病理分型及治疗进展 [J]．西部医学，2020，32 (5)：777－780.
[16] 郁洁，周楠，沈颖．IgA 肾病肠道黏膜免疫致病机制的研究进展 [J]．北京医学，2020，42 (11)：1141－1144.
[17] 马丹华，张福杰，王世荣．IgA 肾病的治疗现状及研究进展 [J]．世界最新医学信息文摘（连续型电子期刊），2020，20 (87)：73－75，78.

[18] 欧阳彦，谢静远. IgA 肾病遗传学机制进展［J］. 中国实用内科杂志，2020，40（7）：529－532.

[19] 庞新路，孙勇，卢庆乐. 现代肾脏病学理论与应用［M］. 石家庄：河北科学技术出版社，2013.